Anne Gräf

Mehndis
EXOTISCHE HENNA TATTOOS

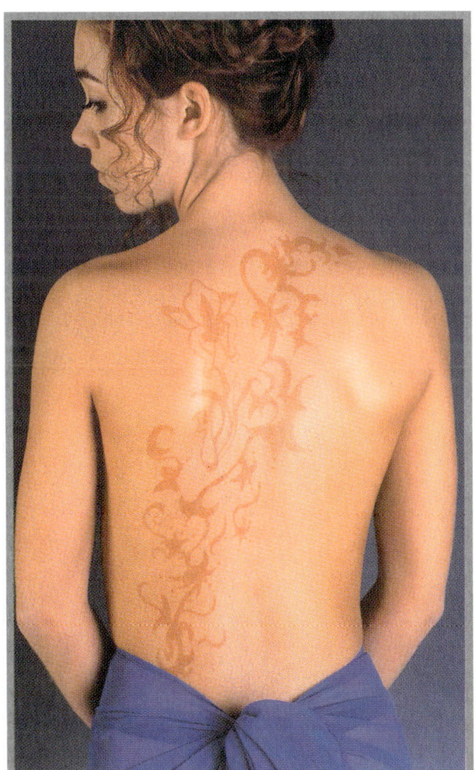

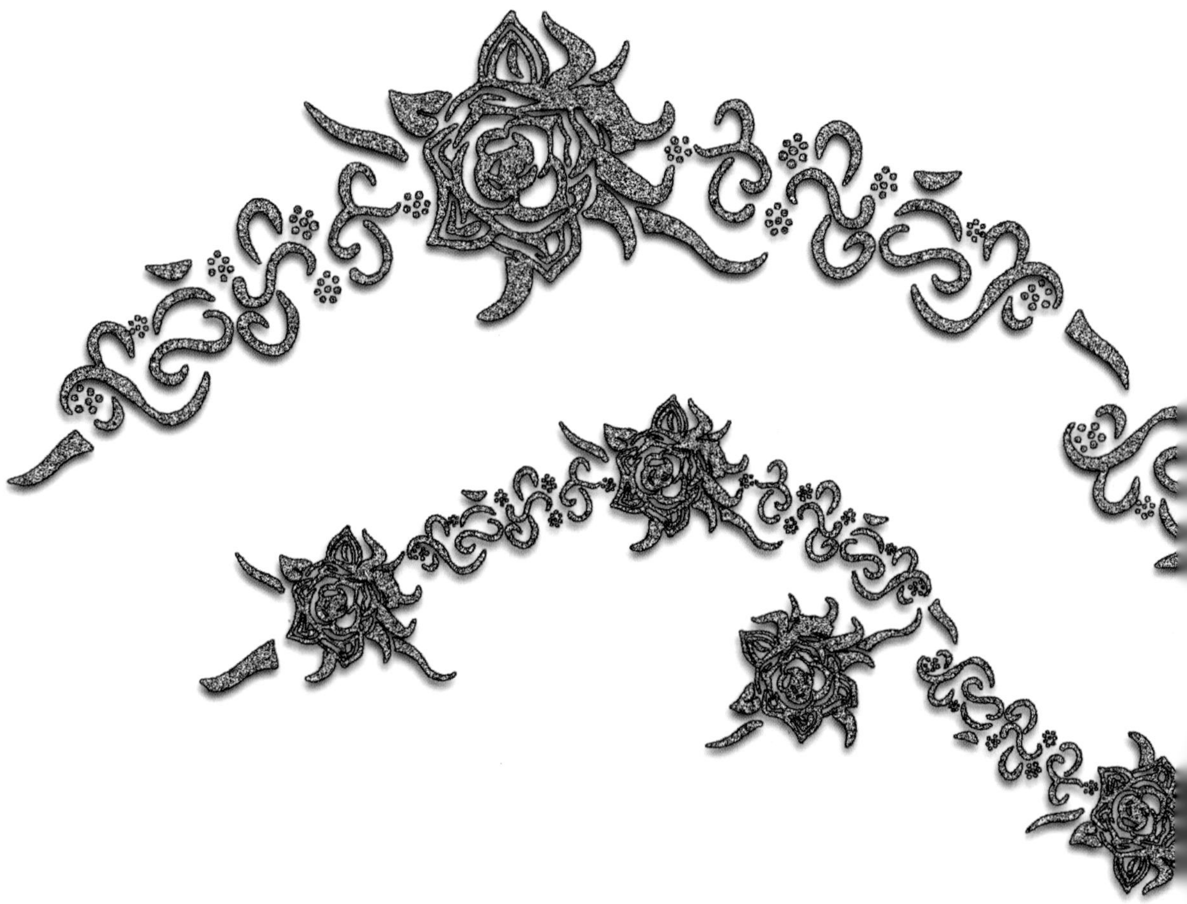

Anne Gräf

Mehndis
EXOTISCHE HENNA TATTOOS

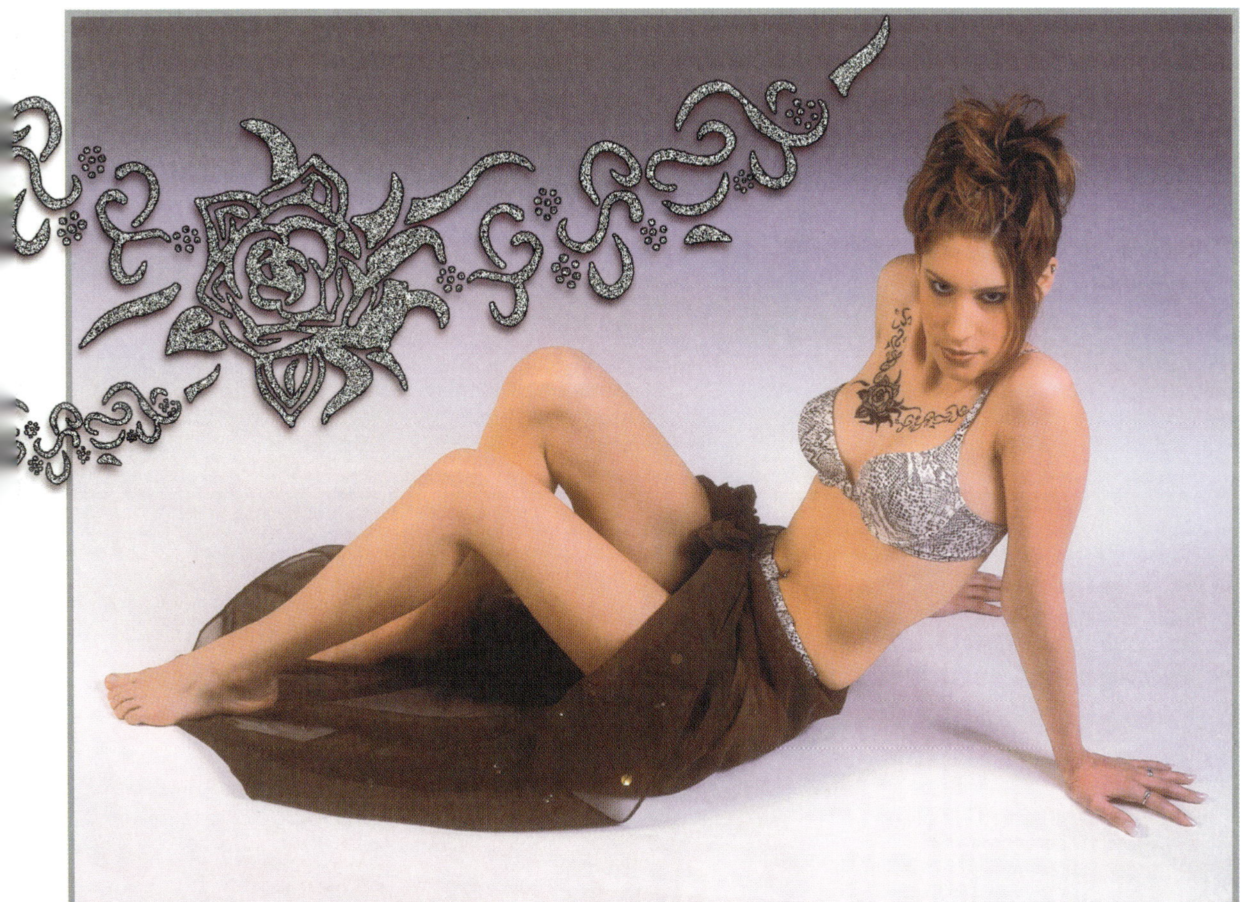

Urania-Ravensburger

Inhalt

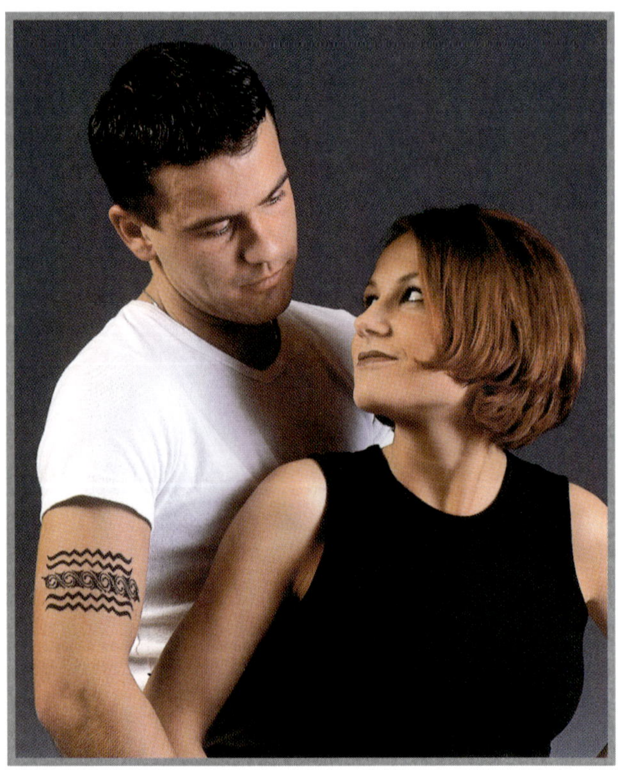

Vorwort

Endlich haben wir mit Henna-Tattoos einen Trend, der auf die Schönheit bzw. die Verschönerung unseres Körpers zielt. Hinzu kommt, dass diese Form der Körperbemalung Männern und Frauen gleichermaßen eine besondere Ausstrahlung von Sinnlichkeit und Erotik verleiht, die eine geheimnisvoll anziehende Wirkung hat.

Menschen, die sich mit Henna-Tattoos zieren, haben ein ausgeglichenes Verhältnis zu ihrem Körper und sind mit sich selbst im Reinen. Wer seinen Körper oder bestimmte Vorteile seines Körpers betont, zeigt, dass er sich attraktiv findet und hat damit eine ganz bestimmte, selbstverständliche Aura, die anziehend wirkt.

Reizvoll ist die relativ schnelle Vergänglichkeit der Tattoos, die durch die Auswahl bestimmter Symbole veränderliche Stimmungen oder Gefühle zum Ausdruck bringen können. Es gibt eine Vielzahl von Symbolen, insbesondere aus dem Sanskrit, die, fantasievoll kombiniert, viel über die Seelenbefindlichkeit des Trägers erzählen, wenn dieser sie mit dem entsprechenden Bewusstsein trägt.

Bei keltischen oder indianischen Motiven finden sich Muster, die sehr stark männliche Züge betonen; mit bestimmten Zeichen des Orients oder Indiens kombiniert, sind sie eine äußerst dekorative Verschönerung für Frauen. Florale indische Motive wirken besonders weiblich und drücken mit ihrer Symbolik auch häufig die tiefen Wünsche von Frauen nach Liebe, Treue und Beständigkeit aus.

Einen besonderen Reiz hat das Aufbringen geheimer Botschaften, die nur dem auserwählten Betrachter vorbehalten sind. Mit etwas Geschicklichkeit ist es auch problemlos möglich, den Namen des Partners in ein Mehndi zu integrieren und somit eine besondere Verbundenheit zum Ausdruck zu bringen.

Lassen Sie sich von unseren Vorschlägen inspirieren, verleihen Sie Ihrer Fantasie Flügel, kreieren Sie eigene Kompositionen und schmücken Sie Ihren Körper mit dem jahrtausendelang bewährten, natürlichen Farbstoff Henna:
mit Mustern, Ornamenten und Symbolen, die den Reiz anderer Kulturen mit sich bringen und keinerlei Spuren auf der Haut hinterlassen, wenn sie, dem natürlichen Prozess der Hauterneuerung folgend, nach einiger Zeit wieder verblassen und verschwinden.

Viel Spaß mit Henna-Paintings
wünscht Ihnen
Anne Gräf

HENNA UND DIE TRADITIONELLE MEHNDI-MALEREI

Henna findet bei uns wegen seiner pflegenden Eigenschaften in pulverisierter Form überwiegend Verwendung als Haarfärbemittel und ist in Deutschland aufgrund gesetzlicher Verordnungen auch als solches deklariert. Hennapulver ist hauptsächlich in Apotheken, Drogerien, Reformhäusern, Naturläden und in Spezialitätengeschäften (indisch, afrikanisch, asiatisch) erhältlich und stammt meist aus den Ländern des Mittleren Ostens und aus Nordafrika.
Es wird aus den getrockneten Blättern der jungen Triebe der Lawsonia inernis hergestellt, einem Strauch aus der Familie der Weiderichgewächse, der bis zu drei Meter hoch werden kann und bevorzugt in heißen Klimazonen wächst. Für kosmetische und medizinische Zwecke wird Henna in flüssiger Form benötigt, wofür es aus den Blüten des Hennastrauches gewonnen wird.
Beispielsweise wird Henna wegen des Wirkstoffs Henna-Tanninsäure u. a. zur Behandlung von Hauterkrankungen, Muskelkrämpfen, Pilzinfektionen, Kopfschmerzen und bei starkem Blutverlust eingesetzt. Da Henna ein vollkommen natürliches Produkt ist, das ohne jegliche chemische Zusatzstoffe hergestellt wird, erzeugt es nur in ganz seltenen Fällen allergische Reaktionen. Wird erstmalig mit Henna für Tattoos gearbeitet, ist es ratsam, einen Allergietest durchzuführen, indem man etwas Hennapaste auf die Innenseite des Unterarms oder in die Armbeuge gibt und die Hautreaktion darauf 24 Stunden beobachtet.
Je nach Herkunftsland gibt es für die Hennapflanze noch etliche andere Bezeichnungen. Am bekanntesten ist sicher der indische Begriff Mehndi aus dem Hindi. In Arabien spricht man von Hinna oder Henne. Mehndi ist nicht nur die Bezeichnung der Pflanze bzw. ihres Farbstoffes, sondern zugleich das inzwischen gebräuchlichste Wort für die Körperbemalung mit Henna. Häufig findet sich auch der Begriff Henna-Tattoo, der nicht zu verwechseln ist mit dem reinen Tattoo, das für die dauerhafte Tätowierung – die Permanent-Pigmentierung – durch das Einbringen von Farbstoffen mithilfe von Nadelstichen unter die Haut steht.

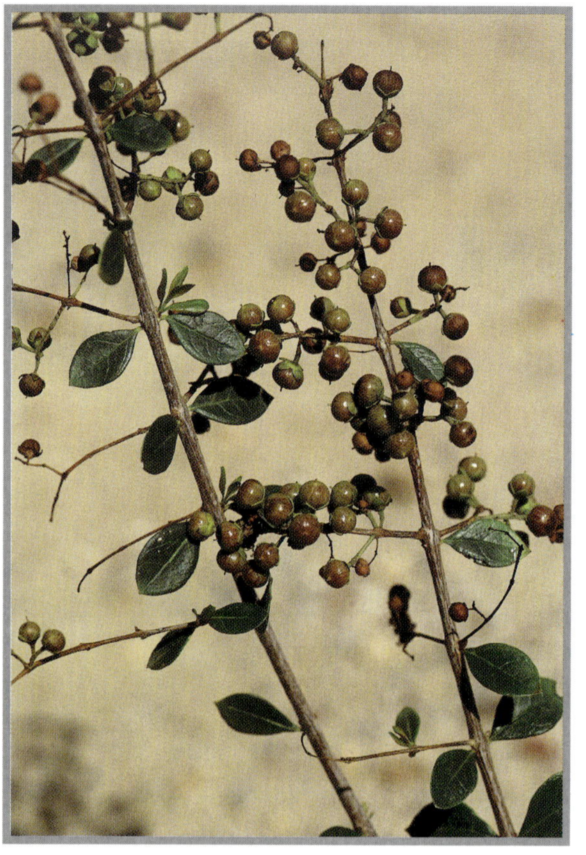

Hennazweig (Lawsonia inernis)

Andere Begriffe wie Puker (ägyptisch), Maruthani (südindisch), Kypros (altgriechisch), Kopher (althebräisch) werden hierzulande höchst selten gebraucht. Hier und da begegnet einem der Begriff Saumer, der das schwarze Henna bezeichnet, das überwiegend aus dem Sudan stammt. Diesem schwarzen Henna sind chemische Substanzen beigefügt, die Gesundheitsschäden wie Allergien und Verätzungen verursachen können. Daher wird von der Anwendung abgeraten. Wird eine andere als die für unverfälschtes Henna typische rötliche bis rotbraune Färbung der Haut gewünscht, kann Henna mit Indigo vermischt werden. Es entsteht ein grauer Farbton auf der Haut, der etwa nach einer Woche wieder vollständig verblasst.

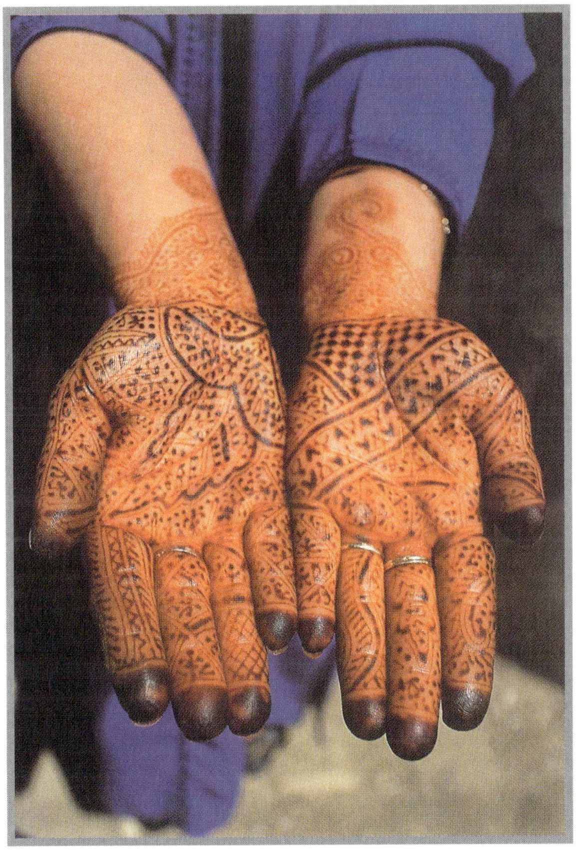

Bemalte Handflächen, Marokko

Körperbemalung wird höchstwahrscheinlich betrieben, seit es Menschen gibt. Für die Verwendung von Henna als Kosmetik-, Färbe- und Heilmittel existieren die ältesten Nachweise aus dem alten Ägypten. Den Toten gab man Hennablätter mit in die Gräber und es wurden Mumien mit gefärbten Finger- und Zehennägeln sowie mit gefärbten Haaren gefunden. Auch in Indien, im Mittleren Osten und in Nordafrika fanden sich Hinweise auf die spirituelle Verwendung von Henna. Die starke Färbekraft von Henna wurde außerdem für das Färben von Wolle, Seide, Pelzen und Leder benutzt.

Die mit Henna auf den Körper aufgebrachten Symbole haben spezielle Bedeutungen und sollen meist Glück und Gesundheit verheißen. Entsprechend der religiösen und traditionellen Hintergründe unterscheiden sich die Muster von Land zu Land. Typisch für die indische Hennamalerei sind beispielsweise feine Linien und Strukturen; häufig werden florale oder Paisleymuster gewählt. Auch werden hier ganze Körperpartien bemalt, was in anderen Ländern nicht so häufig vorkommt.

In Südindien findet sich häufig ein Kreismuster, das auf die Handflächen gemalt wird. Zusätzlich werden die Fingerspitzen eingefärbt.

Bei der islamischen Hennakunst beschränkt sich das Bemalen meist auf Hände und Füße. Während in Indien durchaus figürliche Darstellungen wie menschliche Gesichter, Vögel und andere Tiere üblich sind, werden diese von den Moslems vermieden, da es ihnen verboten ist, solche beim Beten am Körper zu tragen. Beliebt sind dafür große, florale und geometrische Designs. Häufig bedecken die Muster fast die ganze Hand, wobei auch die Fingerkuppen und -nägel mit Henna gefärbt werden.

Im Sudan findet man sehr großflächige Motive, die gewöhnlich mit schwarzem Henna (Saumer) aufgetragen werden, das fast ausschließlich von Männern angewendet wird. Die afrikanische Hennamalerei zeichnet sich durch breite Konturen aus, die meist geometrische Figuren darstellen.

In Nordafrika finden sich wiederum kunstvolle Muster an den Händen, die auf den ersten Blick wie Spitzenhandschuhe aussehen.

Manche Naturvölker tragen Henna ohne jegliche Muster auf die Haut auf. Hier steht die Heilkraft von Henna im Vordergrund. Die bemalten Hautstellen sind so vor zu starker Sonneneinstrahlung geschützt und die adstringierende Wirkung der Pflanzenextrakte beschleunigt die Wundheilung bei möglichen Verletzungen oder bei Verbrennungen.

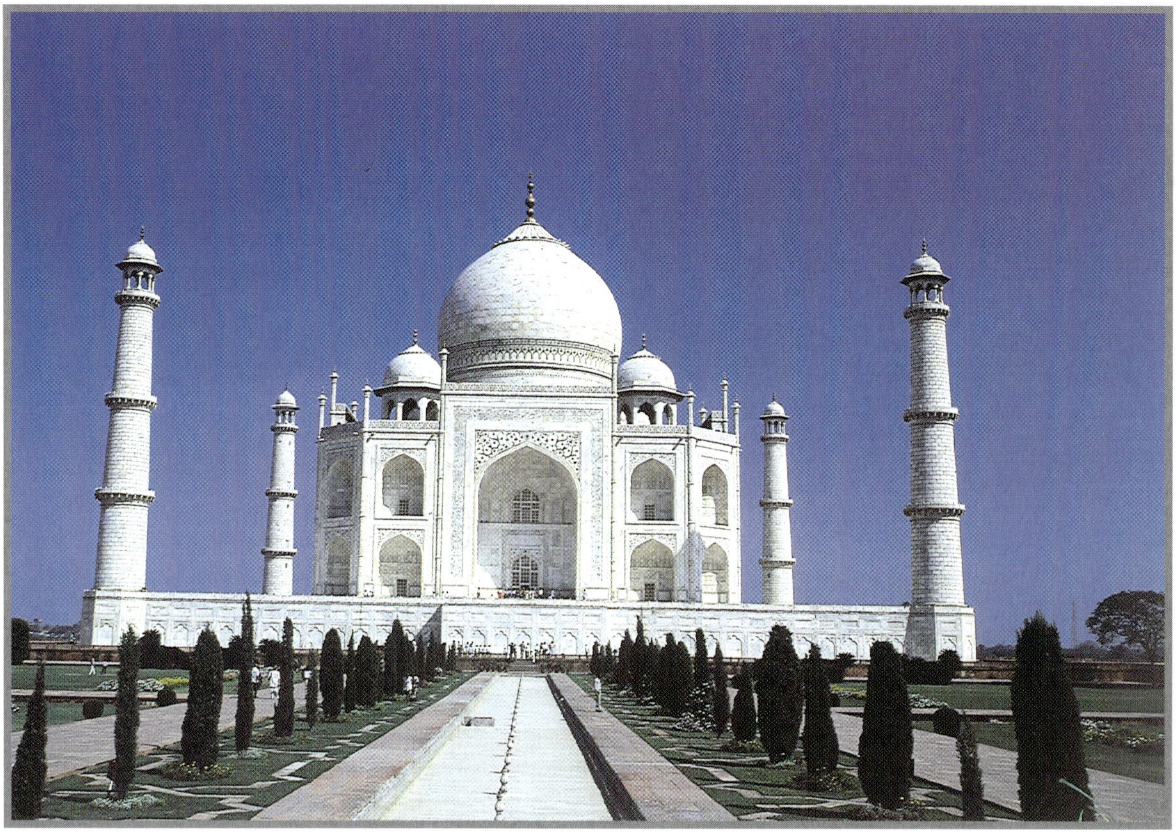

Taj Mahal, Indien

Eine wichtige Rolle spielt die Körperbemalung mit Henna bei Hochzeiten. Bei den Hindus Nordindiens ist eine Hochzeit ohne das traditionelle Mehndi-Ritual kaum denkbar. Am Abend vor der Vermählung versammeln sich die weisen Frauen des Ortes, die weiblichen Mitglieder beider Familien sowie die Freundinnen der Braut in deren Haus, um die Braut entsprechend zu schmücken. Nicht teilnehmen dürfen Witwen, die nach indischer Sitte keinen Grund mehr zur Freude haben. Im Übrigen soll es die Braut bis zum vollständigen Verblassen ihrer Körperbemalung vermeiden, Witwen anzuschauen, da diese Unglück bringen sollen. Nach dem Bad bemalen die Frauen gemeinsam Hände, Unterarme, Füße und Unterschenkel der Braut mit den ausgewählten Mustern, wobei Glückwünsche ausgesprochen werden. In eines der Designs wird häufig der Name des Bräutigams aufgenommen, den dieser dann in der Hochzeitsnacht finden muss, was lange dauern kann. Ein Brauch, der dazu dient, Hemmungen ab- und Erotik aufzubauen. Die Tradition will es, dass der allererste Mehndi-Punkt von der zukünftigen Schwiegermutter auf die Hand der Braut aufgetragen wird; der Punkt gilt als symbolischer Segen, der für die Braut von hoher Bedeutung ist. Die fröhliche Zeremonie der Mehndi-Malerei, bei der viel gesungen und gealbert wird, hat neben der Verschönerung der Braut den Sinn, dass sich die Frauen beider Familien besser kennen lernen und die junge Frau in die Geheimnisse des Ehelebens eingeweiht wird. In einigen Regionen Indiens wird auch der Bräutigam mit Mehndis geschmückt. In bestimmten Gebieten Kaschmirs und Bangladeschs gibt es sogar ganz spezielle Motive, die ausschließlich Männern vorbehalten sind.

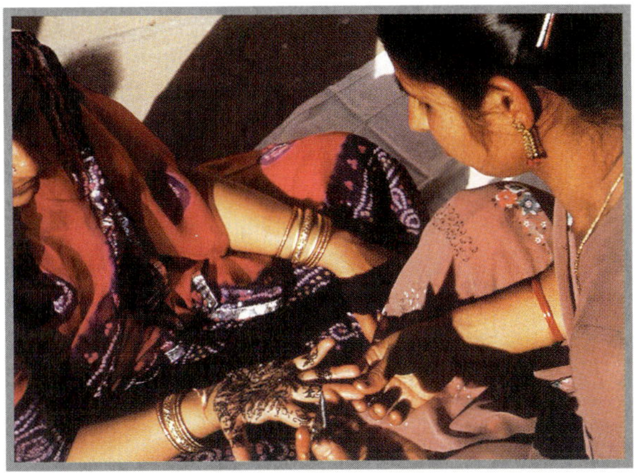

Hochzeitsvorbereitungen in Indien

Ähnlich wie in Indien wird auch in der Golf-Region Saudi-Arabiens, in Bahrein, Kuwait und den Vereinigten Emiraten verfahren. Allerdings beginnen hier die Mehndi-Feierlichkeiten bereits einige Tage vor der Hochzeit. Auch bei Geburten und Taufen spielt hier die Körperbemalung mit Henna eine wesentliche Rolle. In Marokko gibt es den schönen Brauch, den Bräutigam während der Junggesellenfeier mit Henna-Tattoos zu schmücken, die ihm von seinem Trauzeugen, der unverheiratet sein muss, aufgemalt werden.

Seit einiger Zeit sind auch keltische Tattoos groß in Mode. Diese werden für abwaschbare Muster in der Regel mit Textilfarben, wasserlöslichen Gesichtsfarben oder flüssigen Tattoo-Farben mit der Hand oder mit der Airbrush-Methode aufgetragen. Inzwischen finden sich die keltischen Muster auch in der Henna-Kunst.

Die Kelten haben nicht Henna als Farbe verwendet, sondern „Waid", einen blauen Farbstoff. Es gibt zudem Überlieferungen, dass die Kelten besonders farbenfroh bemalt waren, wobei ein Design selten aus mehr als vier Farben bestand, die alle pflanzlicher Natur waren. Historische Quellen über die Körperbemalung der Kelten gehen zurück bis zur Mitte des 1. Jahrhunderts v. Chr. Auch Cäsar beschrieb in seinem Gallischen Krieg die Bemalung der Kelten. Zudem gibt es Quellen, aus denen hervorgeht, dass die Kelten Nordbritanniens nackt gewesen seien und ihre Körper mit Tiermotiven bemalt präsentierten. Tatsächliche Funde aber, die dies wissenschaftlich untermauern, gibt es nicht. Hingegen gibt es Funde ab 400 n. Chr., die zeigen, wie einfallsreich und kreativ die Kelten waren und wie stark sie römische und byzantinische Muster adaptierten. In den Klöstern entstanden herrliche Bücher, die vor allem bei Randverzierungen und Dekoren das ganze Können der damaligen keltischen Künstler zeigen. Auch Schmuckmacher, Schmiede und Steinmetze bedienten sich ausdrucksstarker Muster wie Flechtwerk und Treppen. Mit dem Verbot der keltisch-columbanischen Kirche (644 n. Chr.) wurde die keltische Kunst sehr stark eingegrenzt. In den folgenden Jahrhunderten wurde das goldene Kunstzeitalter der Kelten Vergangenheit. Erst während des 19. Jahrhunderts wurde die keltische Kunst wieder entdeckt. Seit den 70er Jahren kamen auch hierzulande keltische Tätowierungen in Mode, die zuvor in Großbritannien Furore machten.

Wer keine Tätowierung auf Lebenszeit wünscht, wählt heute keltische Motive oder daran angelehnte Muster in Form von Permanent-Make-up, das etwa fünf Jahre auf der Haut verbleibt, oder bedient sich der Körperbemalung mit Henna, die je nach Körperstelle zwischen einer und acht Wochen beständig ist. Für schnelllebige Partyeffekte bedient man sich eines abwaschbaren Liners.

HENNA-MALEREI – SO WIRD'S GEMACHT

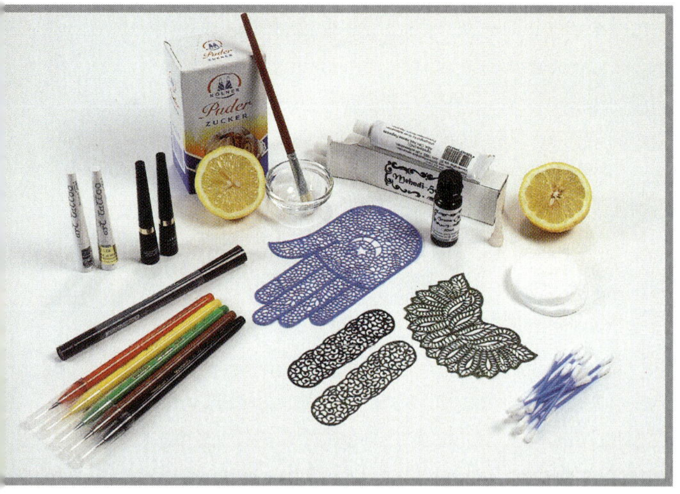

Die Zubereitung der Hennapaste

Die klassische Art, selbst angerührte Hennapaste aufzutragen, geschieht unter Zuhilfenahme eines feinen Holzstöckchens. Dies ist aber sehr zeitaufwendig. Daher hat sich der Gebrauch von Spritztüten (am schnellsten aus Gefrierbeuteln herzustellen) oder Spritzfläschchen (kleine Plastikfläschchen mit einer Metallspitze mit Loch aus dem Bastelgeschäft) durchgesetzt. In vielen Geschäften wird bereits angerührte Hennapaste in Tuben angeboten. Der Auftrag direkt aus der Tube gelingt jedoch meist nicht perfekt, es empfiehlt sich daher, die Paste aus der Tube in einen Applikator umzufüllen. Selbst extrem feine Linien lassen sich so problemlos erstellen.

Wer seine Hennapaste selbst herstellen möchte – gutes Henna erkennt man an seiner hellgrünen Färbung –, sollte das Hennapulver vor dem Anrühren einige Male durchsieben, denn selbst das feinste Pulver enthält oft noch Reste von Pflanzenteilen, die später beim Auftragen die Spritztüten- oder die Applikatorspitze verstopfen und den notwendigen gleichmäßigen Fluss der Paste verhindern. Feine Nylonstrümpfe sind ideal zum Durchsieben geeignet. Streifen Sie einen Strumpf über eine Schüssel, geben Sie Hennapulver auf das Gewebe und drücken Sie das Pulver mit einem Löffel durch. Nach jedem Siebvorgang werden die Rückstände von dem Strumpf entfernt. Je feiner das Pulver ist, desto besser lässt es sich weiterverarbeiten. Wer Hennapulver auf Vorrat durchsieben möchte, sollte das Pulver in einem lichtundurchlässigen, verschließbaren Behältnis aufbewahren, da es sonst seine Färbekraft einbüßt. Gehen Sie nun an die Herstellung der Paste. Hierzu kochen Sie 1 Becher sehr starken Kaffee (etwa 2–3 Esslöffel Kaffeepulver auf 200–250 ml Wasser) und 1 Becher starken schwarzen Tee (4 Teebeutel auf 250 ml Wasser).

Nach dem Abkühlen werden beide Flüssigkeiten miteinander vermischt und der Saft von 1/2 vollreifen, ausgepressten Zitrone zugegeben. Das Gemisch wird nun erneut aufgekocht. Unter ständigem Rühren wird jetzt das Hennapulver (ca. 30 g) unter Rühren hinzugefügt, bis eine zähe Paste entsteht. Klümpchen verhindern Sie, indem Sie die Hennamasse anschließend mit einem Stabmixer durcharbeiten. Vor der Verwendung sollte die Paste mindestens 4 Stunden ruhen, damit sich die für die Färbung verantwortliche Tanninsäure voll entwickeln kann. Mithilfe einer Aufziehspritze (aus der Apotheke) füllen Sie die Paste in einen Applikator um. Reste der Paste können Sie maximal eine Woche in einem lichtgeschützten, luftdicht verschlossenen Behältnis im Kühlschrank aufbewahren. Die Paste ist unbrauchbar geworden, wenn sich die Farbpigmente am Boden abgesetzt haben und die Flüssigkeit obenauf schwimmt.

Um die Farbintensität der Hennapaste zu verstärken, gibt es verschiedene Möglichkeiten. Eine kleine Menge Tamarindenpaste (in asiatischen Lebensmittelgeschäften) unter die Hennapaste gemischt, ergibt einen noch satteren bräunlichen Ton. Khatta – ein Pulver, das aus der Betelnuss gewonnen wird und dem Hennapulver beigemischt werden kann – sorgt aufgrund seines Reichtums an Tannin für eine verstärkte rotbraune Tönung.

Tragen Sie beim Anrühren der Paste und beim Auftragen (außer beim Bemalen der Hände) unbedingt Handschuhe, damit Sie nicht andere als die gewünschten Partien einfärben. Henna färbt zudem auch Nägel sehr intensiv. Bis der Nagel frei von Farbe ist, müssen Sie das Nachwachsen des Nagels abwarten. Also Vorsicht im Umgang mit Hennapaste!

Die Vorbereitung der Haut

Mehndis können von jedem erstellt werden. Man braucht lediglich etwas Geduld und insbesondere Fantasie, wenn man nicht mit vorgefertigten Schablonen arbeiten, sondern eigene Freihandzeichnungen kreieren will. Nehmen Sie sich ausreichend Zeit und arbeiten Sie mit der erforderlichen Sorgfalt, denn Ihr Mehndi soll Sie schmücken und Beachtung finden. Bedenken Sie: Je länger Sie die Paste auf der Haut einwirken lassen, desto besser wird das Ergebnis. Es ist empfehlenswert, das Tattoo am späteren Nachmittag oder am Abend aufzubringen. Mit Mullbinden umwickelt kann die Paste dann über Nacht einwirken. Für schlecht erreichbare Körperstellen wie beispielsweise Oberarm, Bauch, Rücken, Po, rechte oder linke Hand – je nachdem, ob Sie Rechts- oder Linkshänder sind – ist die Hilfe einer anderen Person erforderlich. Im Übrigen macht das gegenseitige Bemalen eine Menge Spaß.

Bevor die Haut mit der angerührten Hennapaste oder Tubenpaste bemalt wird – ob freihändig oder mithilfe von Schablonen – muss sie sorgfältig gereinigt werden. Nach dem Waschen betupfen Sie die betreffende Hautpartie mit alkoholhaltigem Gesichtswasser (Abb. 1) – bei sehr empfindlicher Haut ein alkoholfreies Tonic benutzen! – und rubbeln sie mit einem Frottierhandtuch ab, um abgestorbene Hautschüppchen zu entfernen.

Besonders haltbar wird Ihr Tattoo, wenn Sie die Haut mit einem leichten, kosmetischen Peeling (z. B. mit Seesand-Mandelkleie oder mit einer Peeling-Creme) vorbehandeln. Behaarte Stellen sollten rasiert werden; einen zarten Haarflaum können Sie aber belassen. Es empfiehlt sich eine Nassrasur; betupfen Sie die rasierte Partie danach mit einer neutralen After-Shave-Lotion.

Unmittelbar vor dem Auftragen der Hennapaste sollten Sie die Haut mit etwas Mehndi-Öl (Eukalyptus- oder Nelkenöl) betupfen (Abb. 2), das Sie direkt auf die Haut geben oder vorab auf einen Wattepad geträufelt haben. Massieren Sie das Öl gut in die Haut ein.

Das Übertragen des Motivs

Es gibt verschiedene Möglichkeiten, das Mehndi-Motiv auf die Haut zu übertragen: mithilfe einer Schablone, mit der Abpaustechnik oder durch eine Freihandzeichnung.

Wenn Sie eine *Schablone* benutzen – fertig ausgestanzte Mehndi-Schablonen mit einer selbstklebenden Rückseite erhalten Sie in Naturkostläden und Asia-Märkten –, kleben Sie die Schablone sorgfältig auf die ausgewählte Hautpartie, die wie zuvor beschrieben vorbereitet sein muss (Abb. 3).

Prüfen Sie, ob die Schablone fest haftet und tragen Sie die Hennapaste vorsichtig auf (Abb. 4). Beachten Sie, dass keine Paste zwischen Schablone und Haut gelangt. Nach dem Auftrag wischen Sie überflüssige Paste mit Wattepads von der Schablone ab. Nach 30–45 Minuten, wenn die Hennapaste leicht angetrocknet ist, kann die Schablone vorsichtig abgezogen werden. Dabei darf sich die Paste in den ausgestanzten Flächen nicht lösen, da sie noch einige Stunden einwirken muss. Ist dies hier und da doch geschehen, bessern Sie die ausgebrochenen Stellen mit Hennapaste nach. Verwenden Sie hierzu ein dünnes Holzstäbchen (z. B. einen Zahnstocher) oder einen kleinen Spritzbeutel mit besonders feiner Spitze, damit die nachgebesserten Linien möglichst filigran werden.

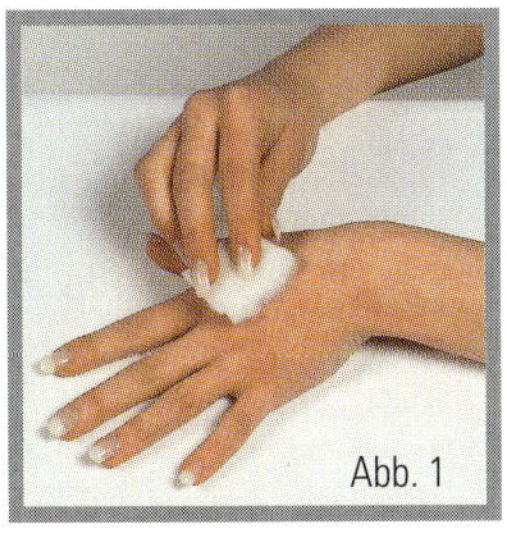
Abb. 1

Reinigen der Haut mit einer alkoholhaltigen Lotion.

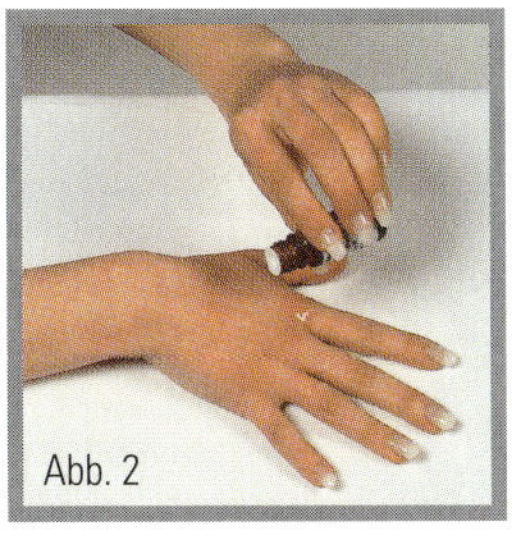
Abb. 2

Vor dem Hennapasten-Auftrag die Haut mit Mehndi-Öl betupfen.

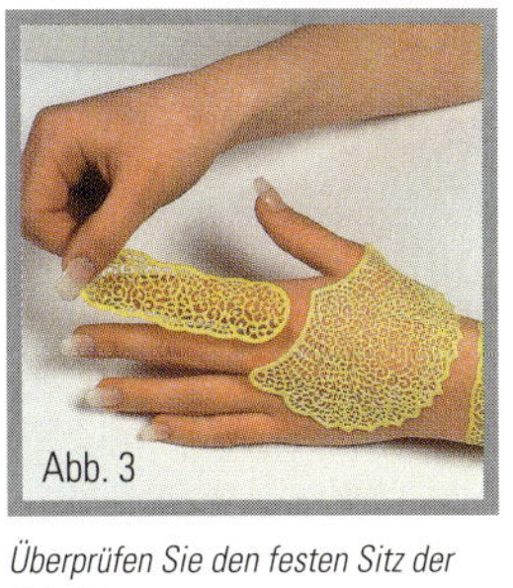
Abb. 3

Überprüfen Sie den festen Sitz der Schablone.

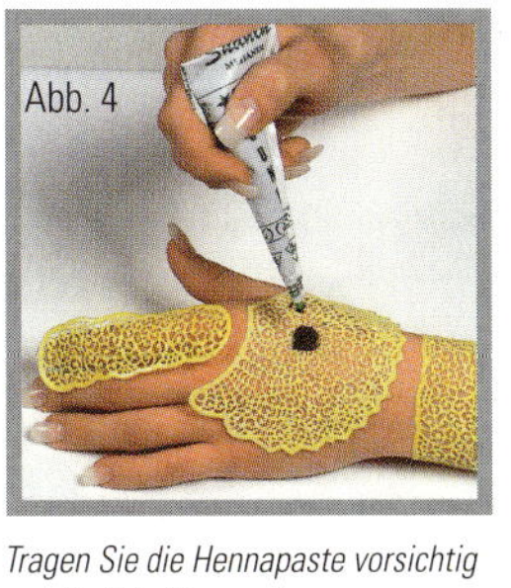
Abb. 4

Tragen Sie die Hennapaste vorsichtig auf die Schablone auf.

Arbeiten Sie mit der *Abpausmethode*, beachten Sie, dass alle Motive seitenverkehrt übertragen werden. Beim Übertrag von Namen oder bestimmten Zeichen muss der Schriftzug nochmals spiegelverkehrt auf ein anderes Papier kopiert werden. Auf dem beigefügten Vorlagenbogen finden Sie die hier im Buch vorgestellten Motive in Originalgröße. Selbstverständlich können Sie die Motive auf dem Kopierer vergrößern oder verkleinern – das ist ganz Ihrem persönlichen Geschmack vorbehalten. Legen Sie Butterbrotpapier auf das Motiv und zeichnen Sie es mit einem dünnen, wasserlöslichen Filzstift möglichst in Hellbraun nach. Bestreichen Sie die Hautpartie, auf die das Motiv aufgetragen werden soll, mit einem Deo-Roller. Legen Sie das Pauspapier mit der Filzstiftzeichnung nach unten auf die so bestrichene Hautstelle und drücken Sie das Papier leicht an. Nach dem Abziehen des Papiers befindet sich das Filzstift-Motiv auf der Haut. Ziehen Sie nun die Linien mit der Spritztüte oder dem Spritzfläschchen nach und füllen Sie die Flächen aus. Die *Freihand-Methode* erfordert sehr viel Übung. Bevor Sie damit beginnen, Ihre Haut mit Hennapaste zu bemalen, üben Sie das Ziehen gerader und welliger Linien mit der Spritztüte oder der Spritzflasche vorab auf Papier, das Sie auf einer undurchlässigen Unterlage platzieren sollten, da die Färbekraft des Hennas sehr stark ist.

Das Einwirken und Fixieren des Henna-Tattoos

Die auf die Haut aufgetragene Paste muss mehrere Stunden (zwischen zwei und acht Stunden) auf der Haut verbleiben, während derer sie ihre Farbstoffe an die Haut abgibt. Die Paste trocknet dabei langsam aus. Je länger die Trockenzeit hinausgezögert wird und je länger die Paste auf der Haut verbleibt, desto farbintensiver und dauerhafter wird das Tattoo. Um dies zu erreichen, gibt es einen einfachen Trick: Vermischen Sie 2 Teile frischen Zitronensaft mit 1 Teil Puderzucker und tragen Sie die Lösung von Zeit zu Zeit auf die Hennapaste auf (Abb. 5, Abb. 6). Hitze beschleunigt den Färbeprozess. Wer die bemalte Körperpartie der Sonne aussetzt oder sie mit einer Infrarotlampe bestrahlt, kann die Hennapaste bereits nach etwa zwei Stunden entfernen. Daher ist es nicht verwunderlich, dass sich an den Stränden warmer Länder immer mehr Henna-Meister und -Meisterinnen finden, die die Körper der Touristen mit Mehndis verschönern. Während die Paste trocknet, sollte auf schweißtreibende Tätigkeiten wie Sport verzichtet werden, da das Tattoo durch eine starke Schweißbildung verschmiert werden könnte. Das beste Ergebnis erzielen Sie, wenn Sie die Hennapaste über Nacht einwirken lassen. Bedecken Sie das Tattoo mit einer Mullbinde, die Sie zusätzlich mit einer Zucker-Zitronen-Lösung beträufeln (Abb. 7). Achten Sie darauf, dass der Mullverband zusätzlich gut mit einem Tuch umwickelt wird, das fest sitzen muss, damit die Bettwäsche nicht mit Henna verfärbt wird.

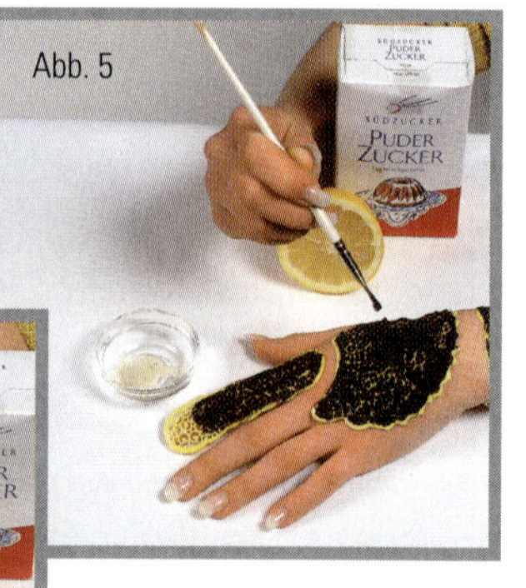

Zögern Sie die Trockenzeit der Hennapaste hinaus.

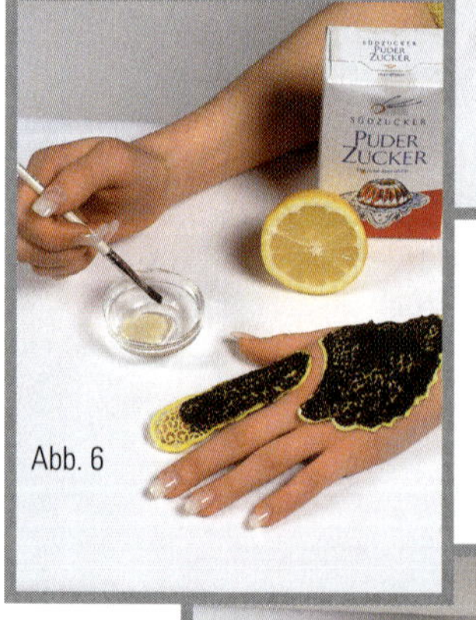

Tragen Sie die Zitronen-Zucker-Mischung auf Ihre Mehndi-Zeichnung auf.

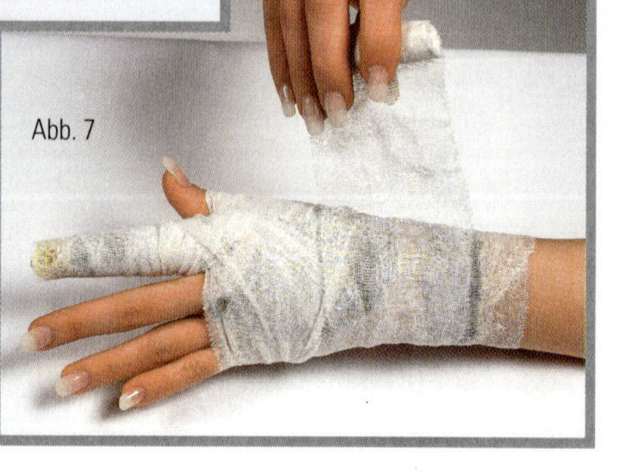

Besonders farbintensiv wird Ihr Mehndi, wenn Sie es über Nacht auf der Haut belassen. Umwickeln Sie die bemalte Hautpartie mit Mull.

Während das Mehndi langsam abtrocknet, kann die Haut leicht warm werden und manchmal auch etwas ziepen. Das ist völlig normal. Treten jedoch Schmerzen auf, muss die Paste sofort entfernt werden, da es sich um eine allergische Reaktion handeln könnte. Sie sollten daher unbedingt vor dem Hennapastenauftrag einen Allergietest durchführen. Brennt die Paste oder rötet sich die Haut extrem stark, sollten Sie vom Hautschmuck durch ein Mehndi Abstand nehmen.
Nach und nach wird die Paste bröselig und beginnt, sich zu lösen. Heben Sie die Paste vorsichtig ab oder lösen Sie sie durch das Betupfen mit einem in Olivenöl getauchten Wattepad. Ihr Tattoo hat je nach Hauttyp eine hell- bis dunkelorange Färbung. Im Verlauf der folgenden zwei Tage dunkelt das Tattoo meist deutlich nach. Betupfen Sie das Tattoo mit Eukalyptus- oder Nelkenöl und lassen Sie die bemalte Hautstelle etwa 24 Stunden nicht mit Wasser in Berührung kommen.
Wie stark Henna-Tattoos ausfallen, ist häufig vom Hauttyp und der Durchblutung der Haut abhängig. Auf heller Haut fallen Tattoos stärker auf als auf einem gebräunten Teint. Daher sollten gebräunte Menschen die Hennapaste möglichst lange einwirken lassen und Muster wählen, die eine etwas stärkere Linienführung aufweisen.

Die Pflege des Mehndis

Wenn Sie möglichst lange Freude an Ihrem Tattoo haben möchten, sollten Sie gechlortes Wasser meiden, da dieses Ihr Mehndi ausbleicht. Einen gewissen Schutz vor dem Ausbleichen gibt die wasserabstoßende Vaseline oder auch Sonnencreme, mit der Sie die gefärbte Hautpartie vor dem Bad dick einstreichen sollten. Auch Salzwasser ist durch seinen Peeling-Effekt schädlich für Ihr Mehndi; bedenken Sie das bei einem Urlaub.
Ausgedehnte Schaumbäder, Sauna- und Dampfbäderbesuche tragen zur schnelleren Hauterneuerung bei und sorgen dafür, dass Ihr Mehndi schnell vergeht.
Wer Mehndis auf den Händen trägt, sollte beim Spülen oder Putzen schützende Gummihandschuhe tragen.
Wichtig ist, dass Ihre Haut nicht austrocknet und schuppig wird. Cremen Sie die Haut gut ein; sorgen Sie für ausreichend Feuchtigkeit. Vermeiden Sie möglichst das Sonnenbaden auf der Sonnenbank, da die Haut schneller austrocknet und sich zudem hässliche Marmorierungen Ihres Musters durch zeitlich unterschiedlich abgestoßene Hautschüppchen ergeben können.
Henna-Tattoos sind nicht von allzu langer Dauer, da sich unsere Haut ständig erneuert. Bemalungen auf stark beanspruchten Hautzonen (wie z. B. an Händen und Füßen) verblassen schneller als beispielsweise Mehndis am Oberarm oder auf der Rückenpartie. Je nach Durchblutung und Beanspruchung der Haut verschwindet Ihr Mehndi im Gleichklang mit dem Hauterneuerungsprozess – also in einem Zeitraum zwischen sechs Tagen und sechs Wochen. Die Haut von Gesicht und Hals erneuert sich innerhalb einer Woche. Diese Mehndis sind also besonders schnell vergänglich. Hat Ihnen Ihr Mehndi sehr gut gefallen und möchten Sie es länger behalten, färben Sie es auf die bereits beschriebene Weise nach.
Wollen Sie, dass ein bereits verblasstes Mehndi schneller verschwindet, probieren Sie es mit alkalischer Seife oder einem Peeling und rubbeln Sie die Haut gut ab. Cremen Sie die Haut nach dem Peeling unbedingt ein.

Mehndis als Gesichtsschmuck

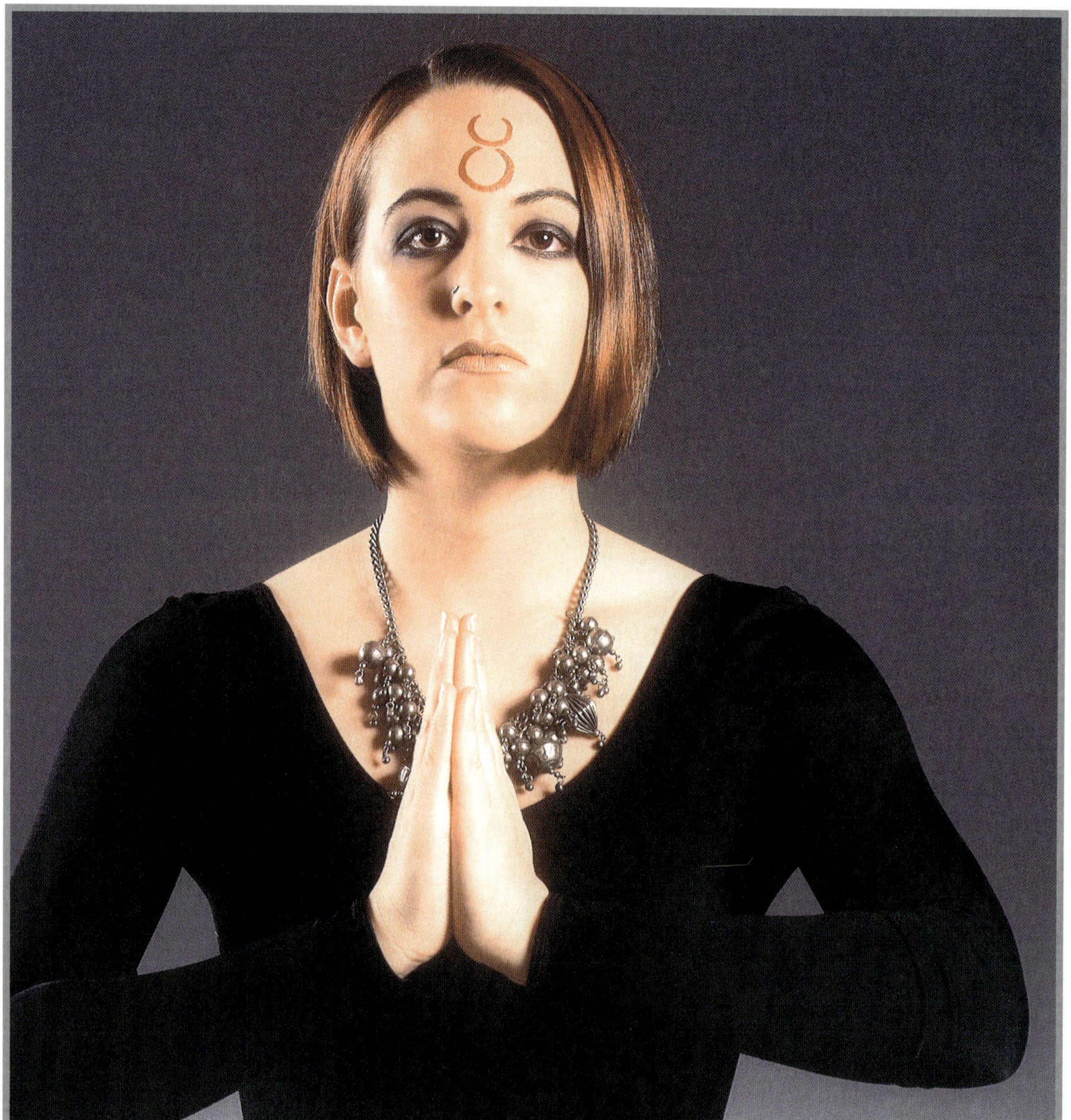

Die Stirn wird von dem Symbol der ISIS geschmückt, der altägyptischen Göttin, Schwester und Gemahlin des Osiris, Mutter des Horus. Ihr Kult, z. T. als Mysterienkult, verbreitete sich auch in Griechenland und Rom.

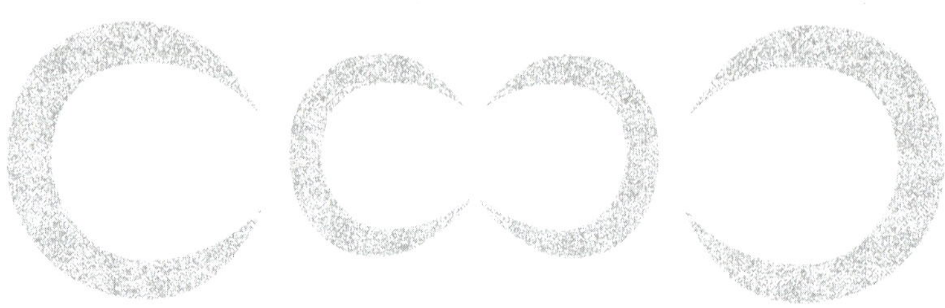

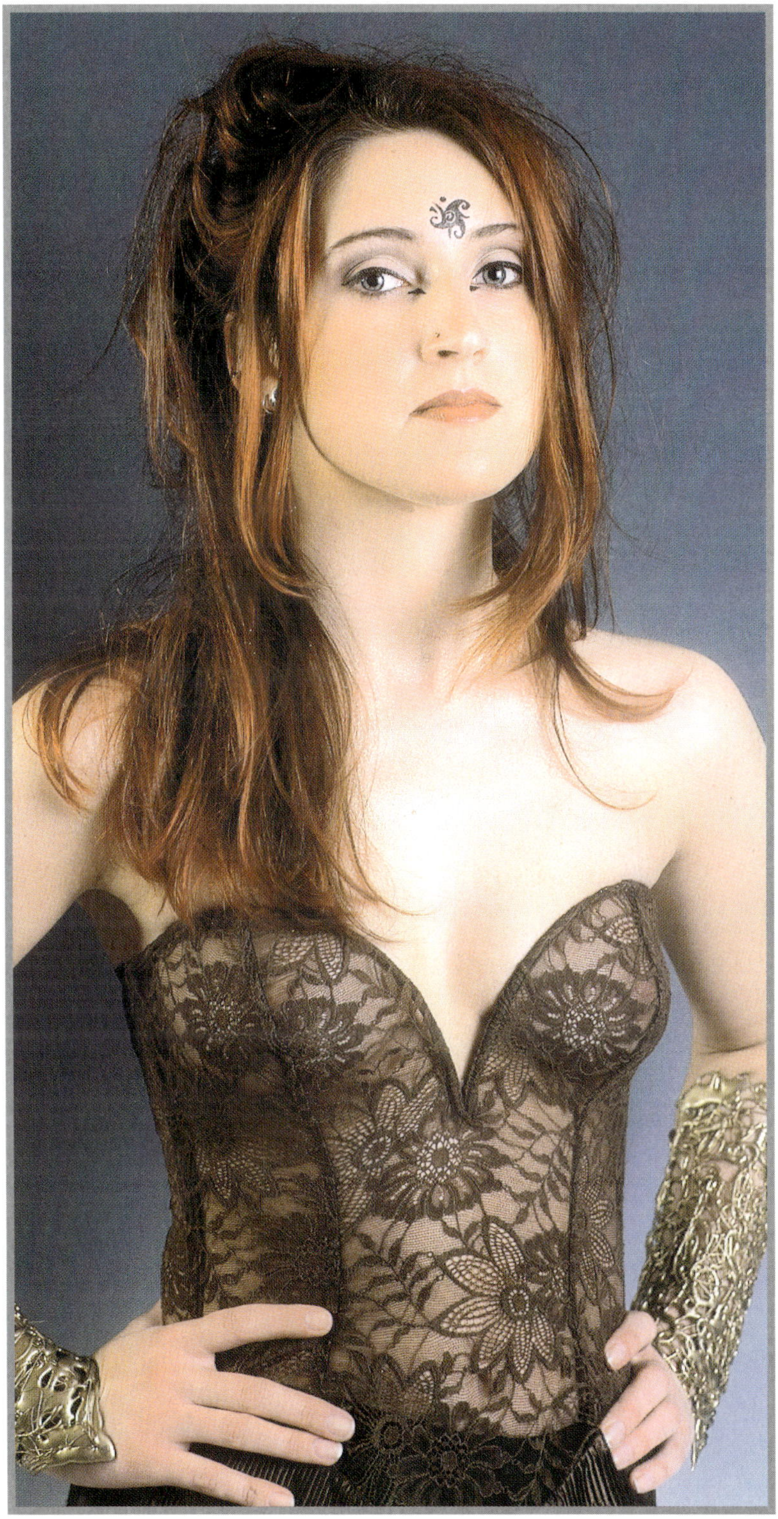

Künstlerisches Motiv, basierend auf indianischen Einflüssen. Die radförmige Vorlage ist auch in entsprechender Vergrößerung sehr gut zur Zierde des Bauchnabels geeignet. Besonders raffiniert ist die Gestaltung eines passenden Augen-Make-ups.

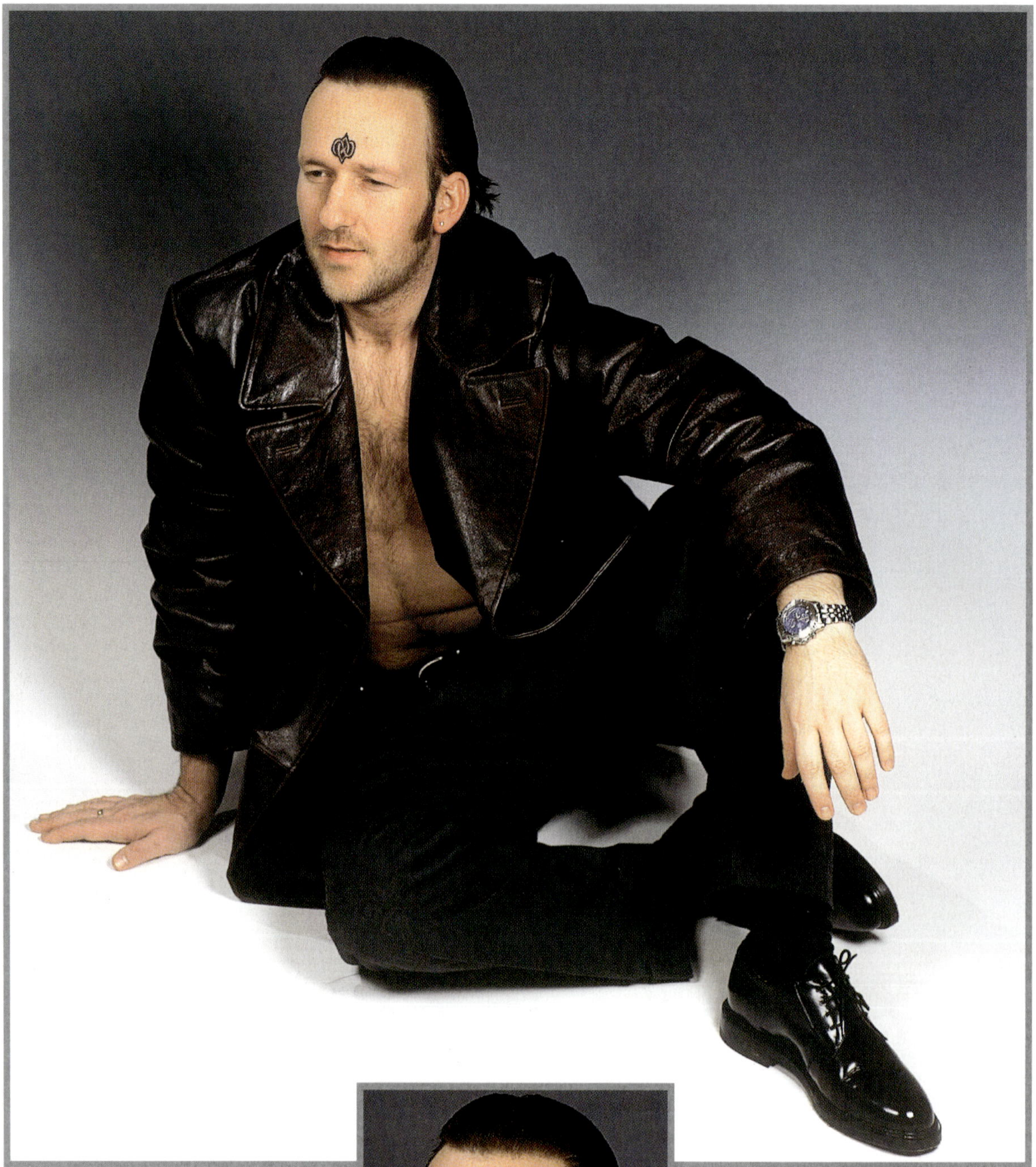

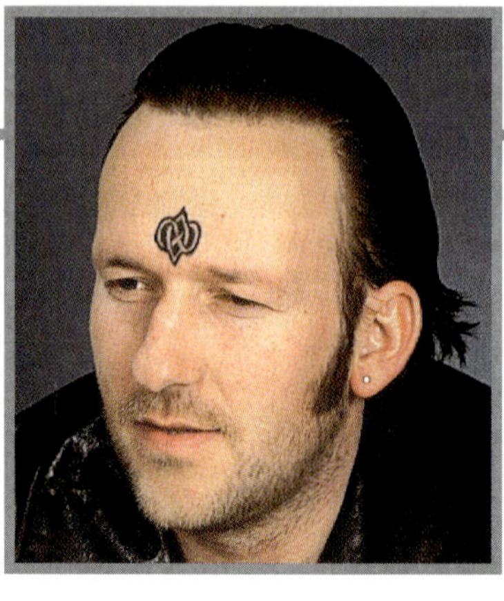

Ein Motiv auf der Basis keltischer Zeichen, mit dem Tattoostift aufgemalt, der für eine starke Färbung sorgt.

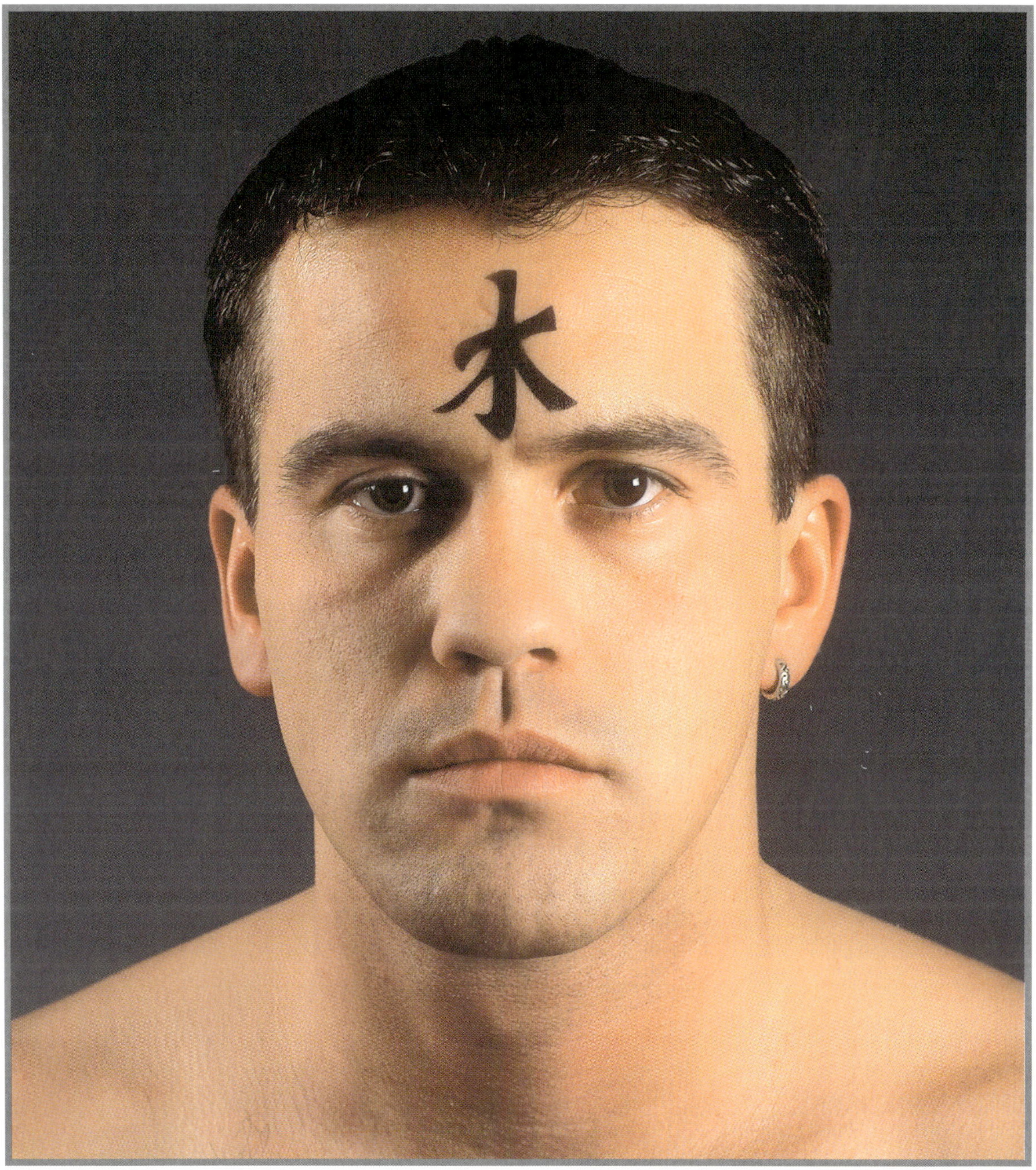

Für diesen Stirnschmuck wurde eine chinesische Kalligrafie als Vorlage verwendet, die mit einem schwarzen Tattoostift aufgetragen wurde.

Mehndis für Kopf und Ohr

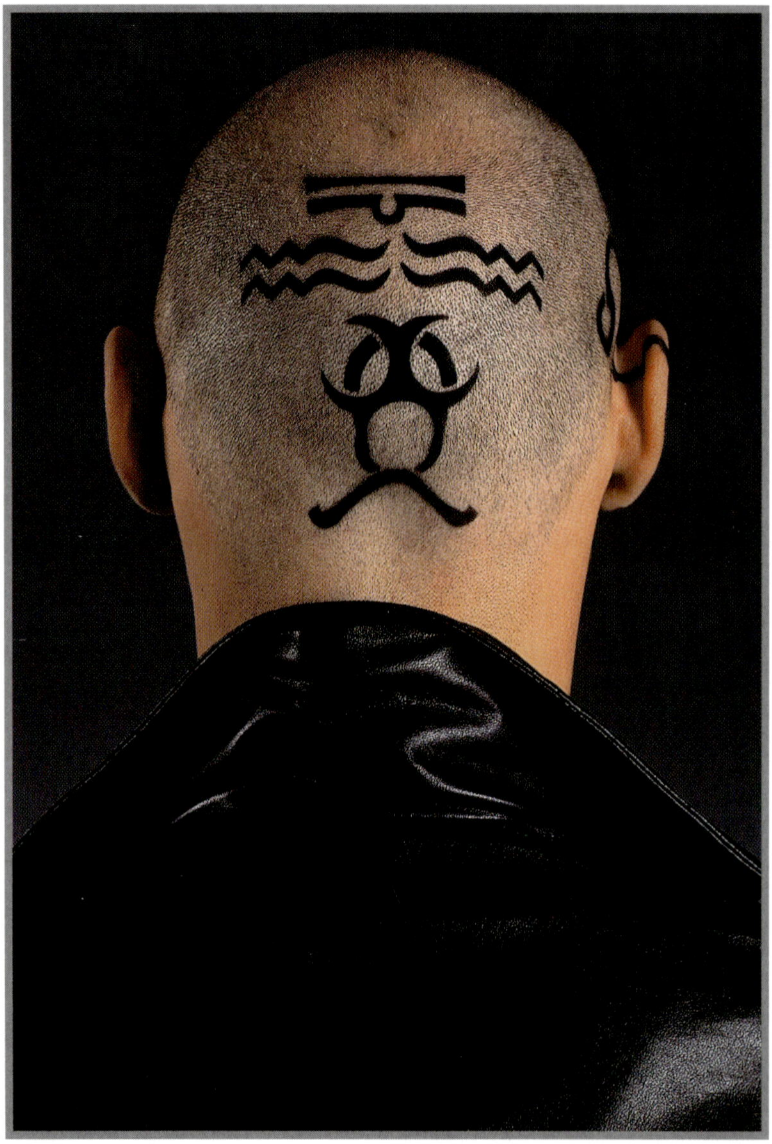

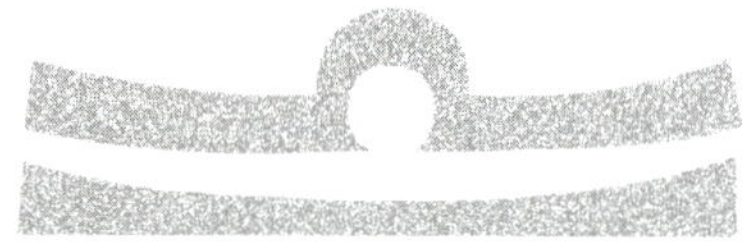

WAAGE

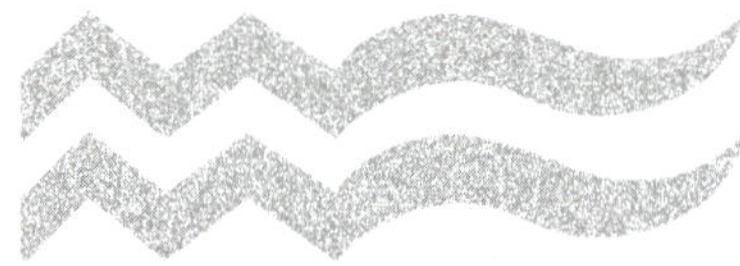

WASSERMANN

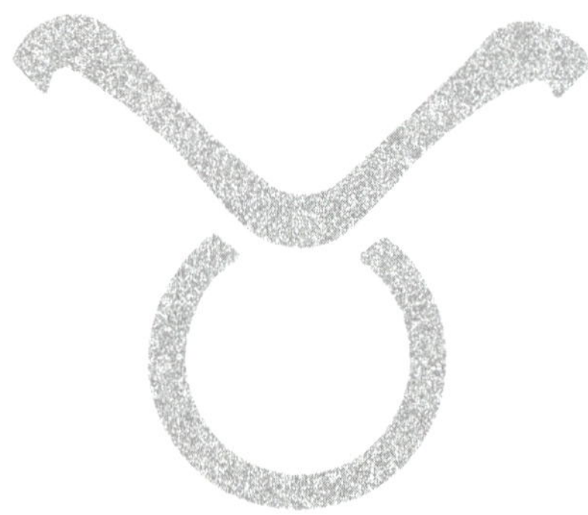

STIER

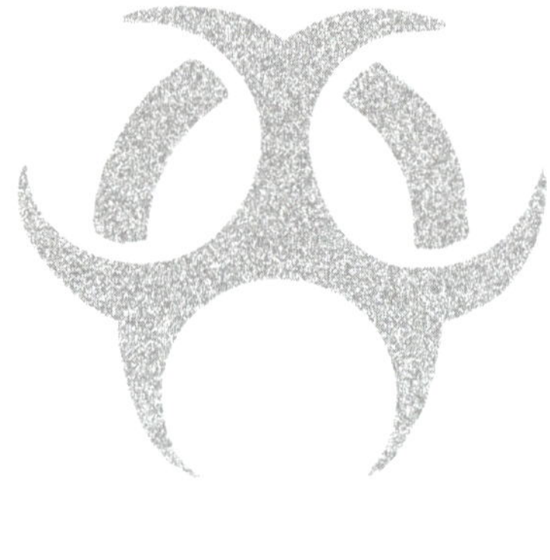

Dieses Zeichen entstand in Anlehnung an die astrologischen Zeichen für Waage, Wassermann und Stier, die mit ägyptischen Zeichen nachempfundenen Motiven kombiniert wurden. Für die Gestaltung des Hinterkopfes wurde hier mit Airbrush gearbeitet.

Weitere Astrozeichen finden Sie auf dem Vorlagenbogen.

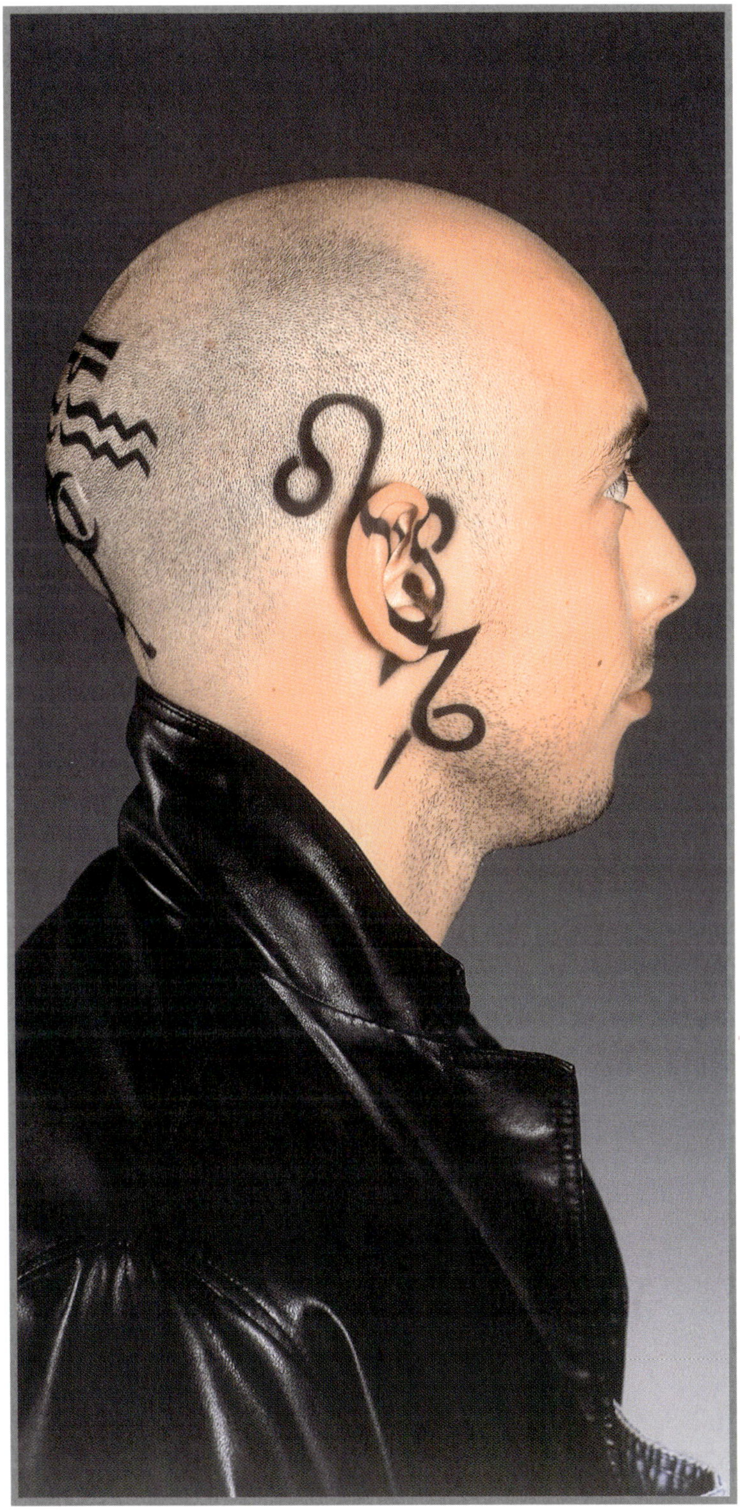

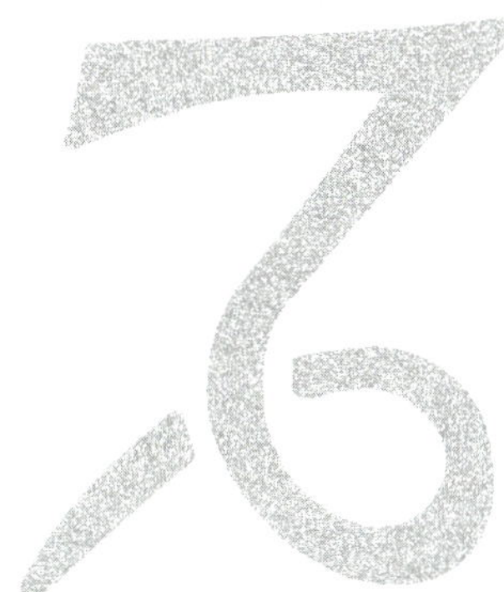

STEINBOCK

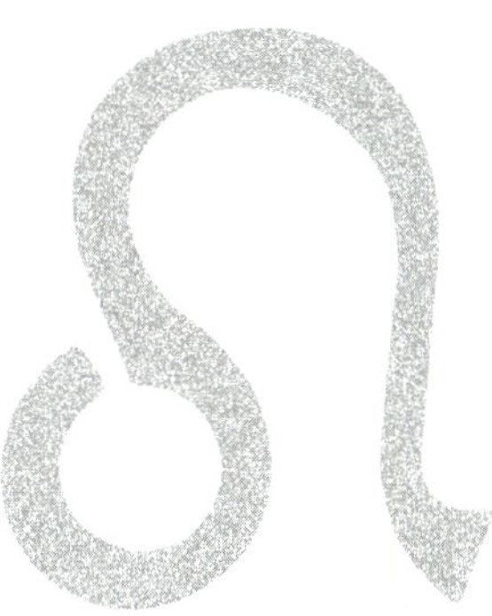

LÖWE

Hier wurden die astrologischen Zeichen für Löwe (Leone) und Steinbock (Capricorno) künstlerisch interpretiert und miteinander verschmolzen.

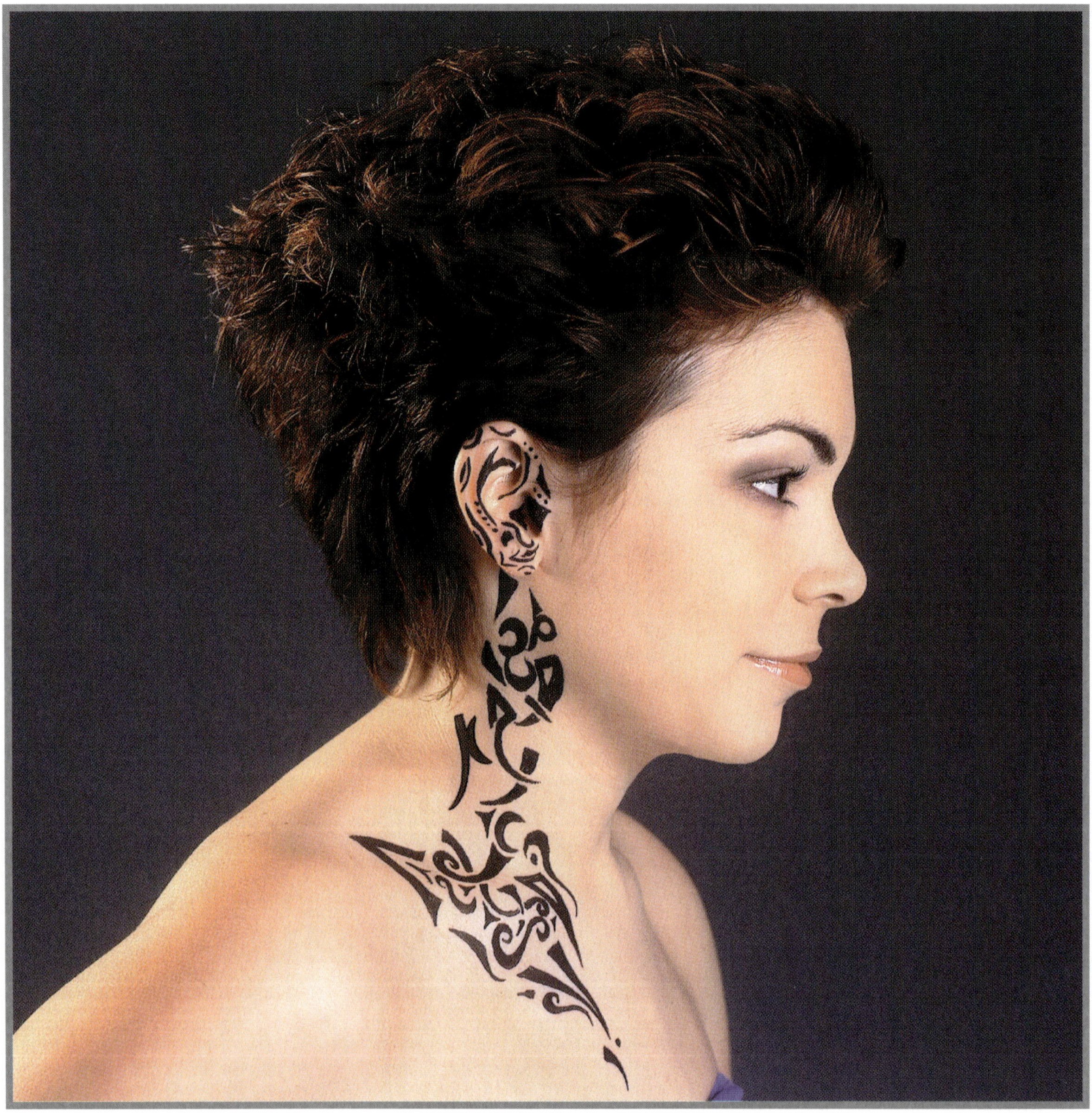

Diese Kombination aus maurischen und indischen Motiven ersetzt den Ohr- und Halsschmuck. Für eine „kurzlebige" Körperbemalung empfiehlt sich die Arbeit mit einem Farbliner, der passend zur Garderobe gewählt werden kann.

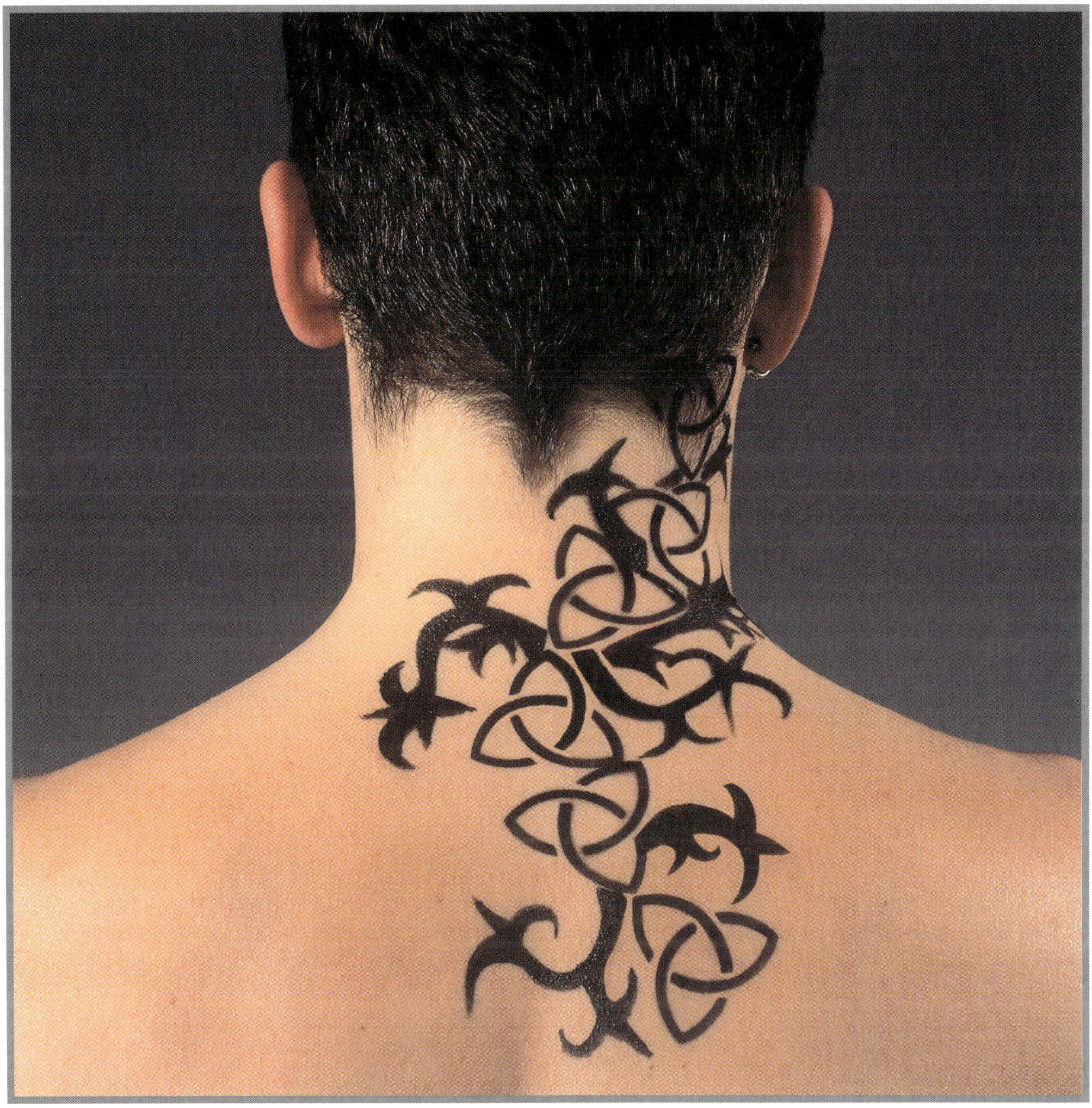

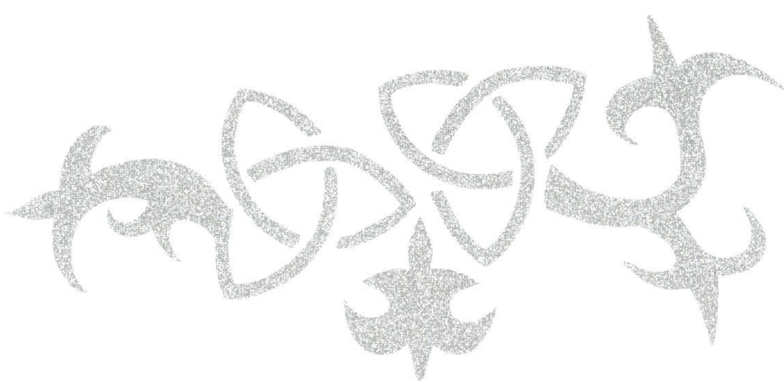

Typisch keltische Zeichen, die sich besonders für die Gestaltung größerer Flächen eignen.

Mehndis für die Schulter

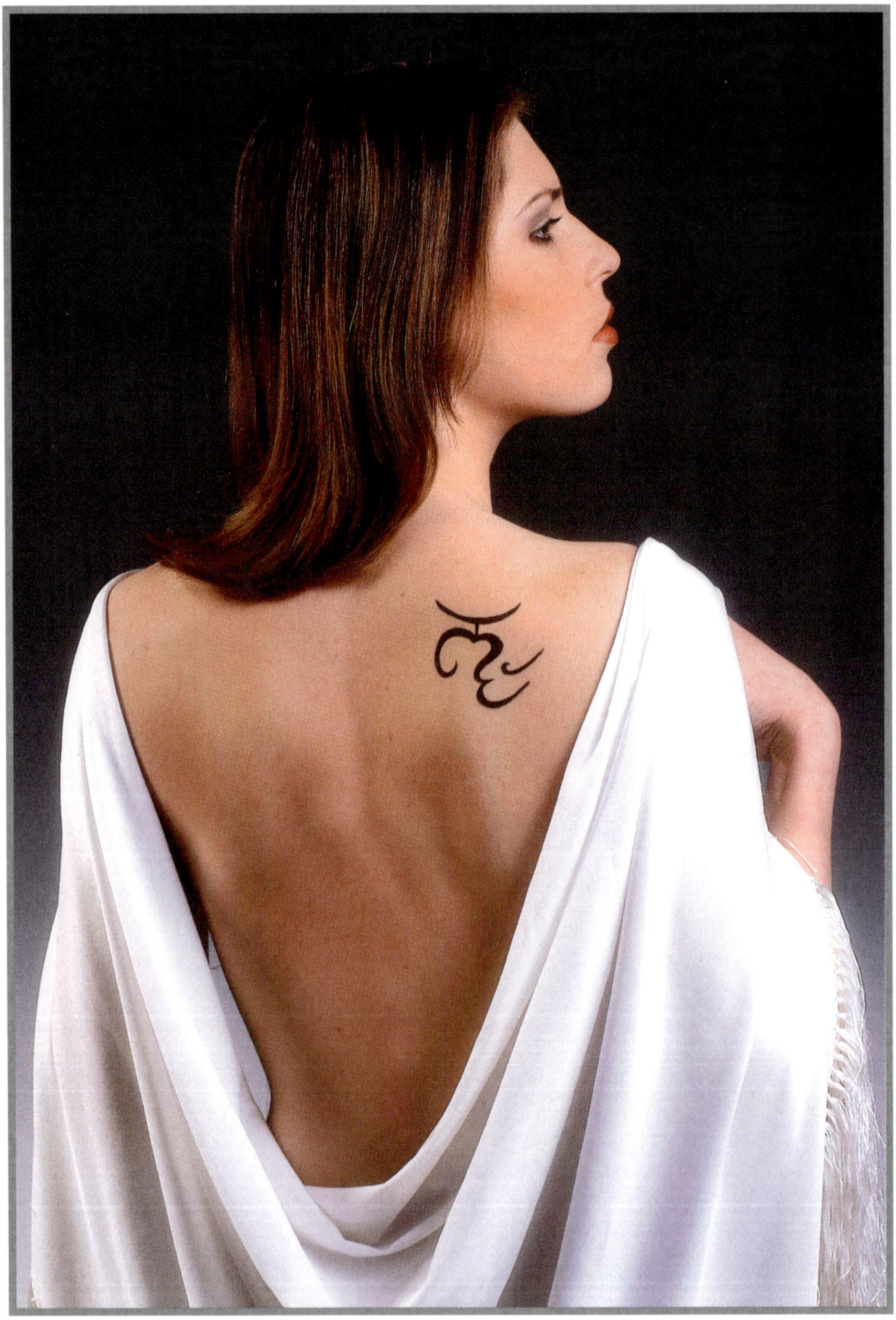

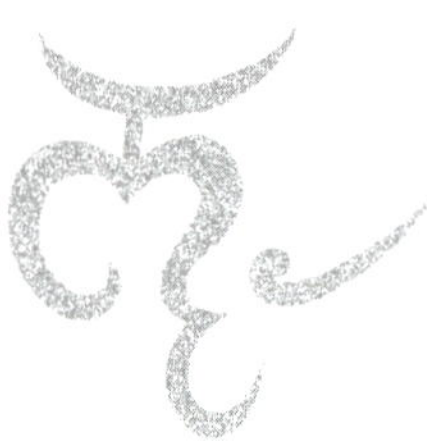

Ein einfacher, sehr effektvoller Blickfang für die Schulter, ist dieses indische Zeichen QUEM, das für Erotik steht.

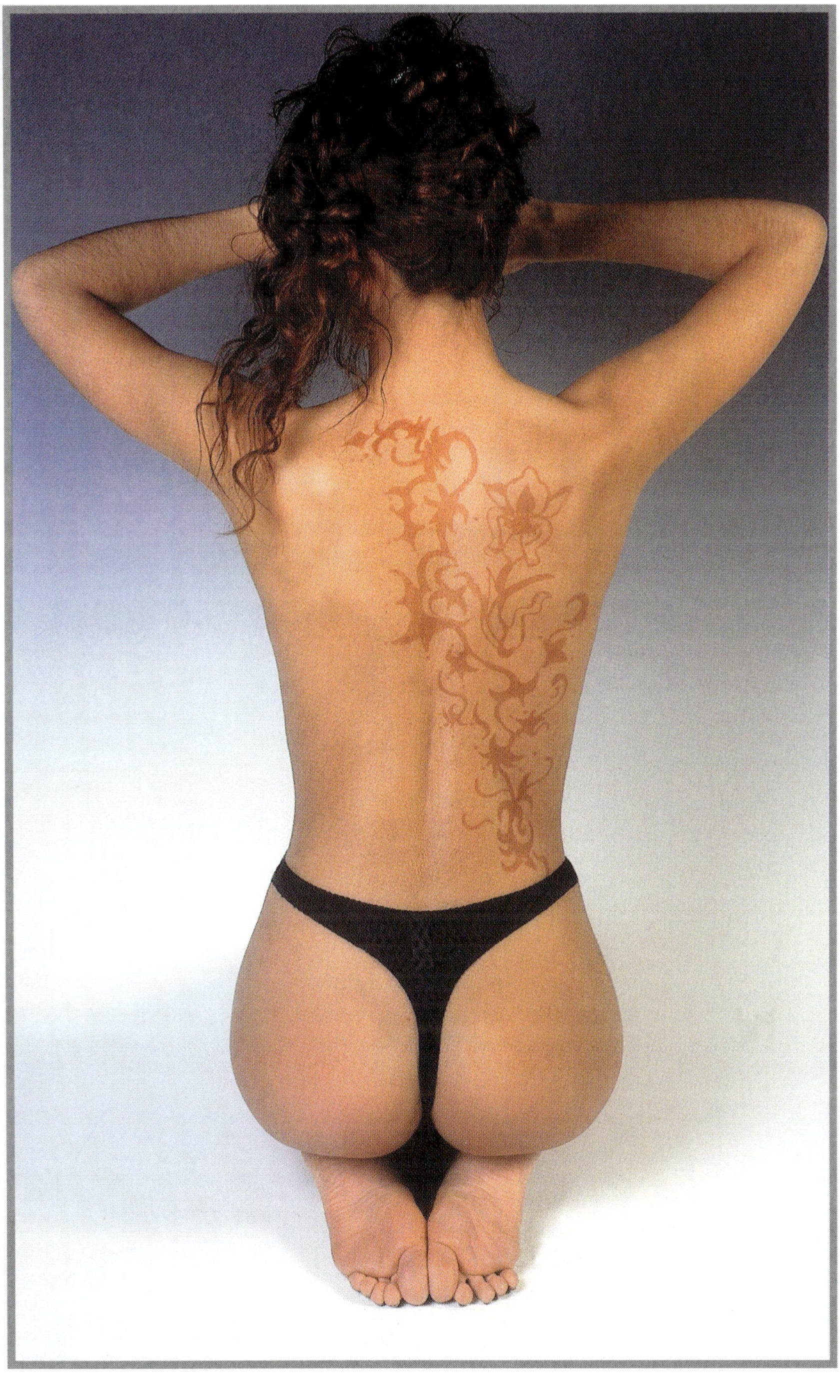

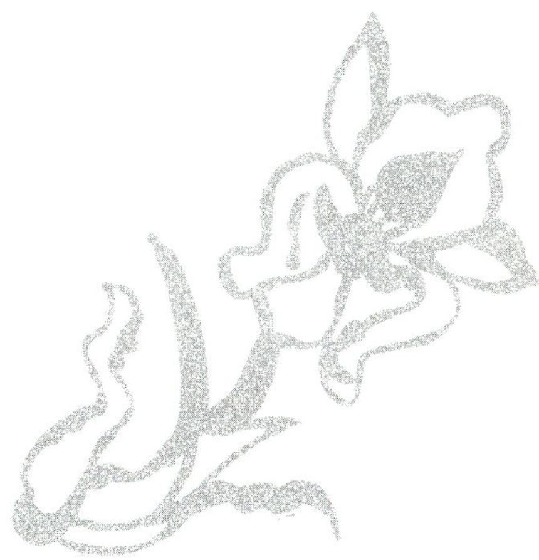

Florales indisches Motiv mit der Lilie, die Reinheit, Schönheit und Unschuld symbolisiert.

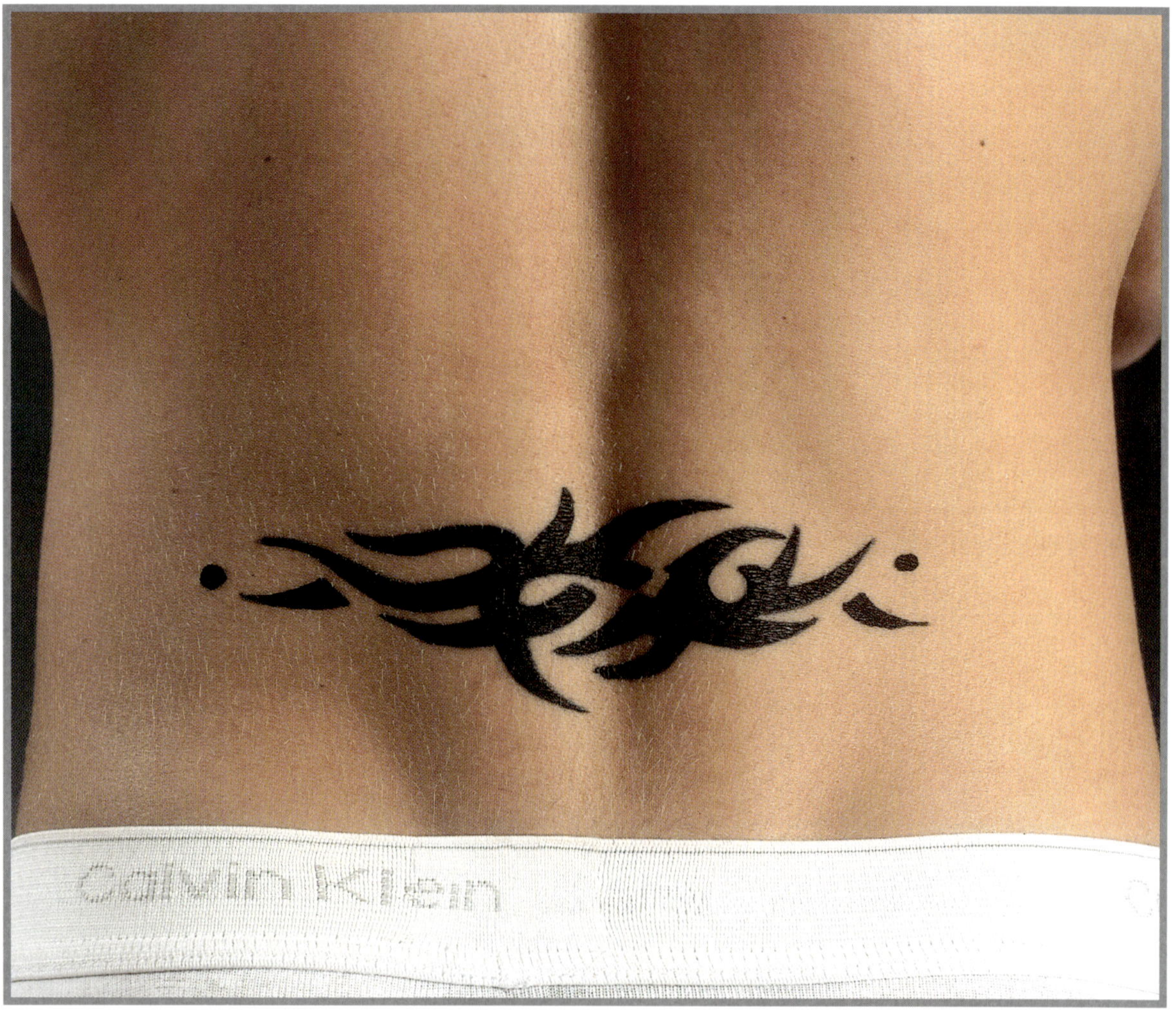

Ein Fantasiesymbol, das keltischen Zeichen angelehnt wurde. Das Motiv eignet sich auch sehr gut für die Gestaltung des Unterarms.

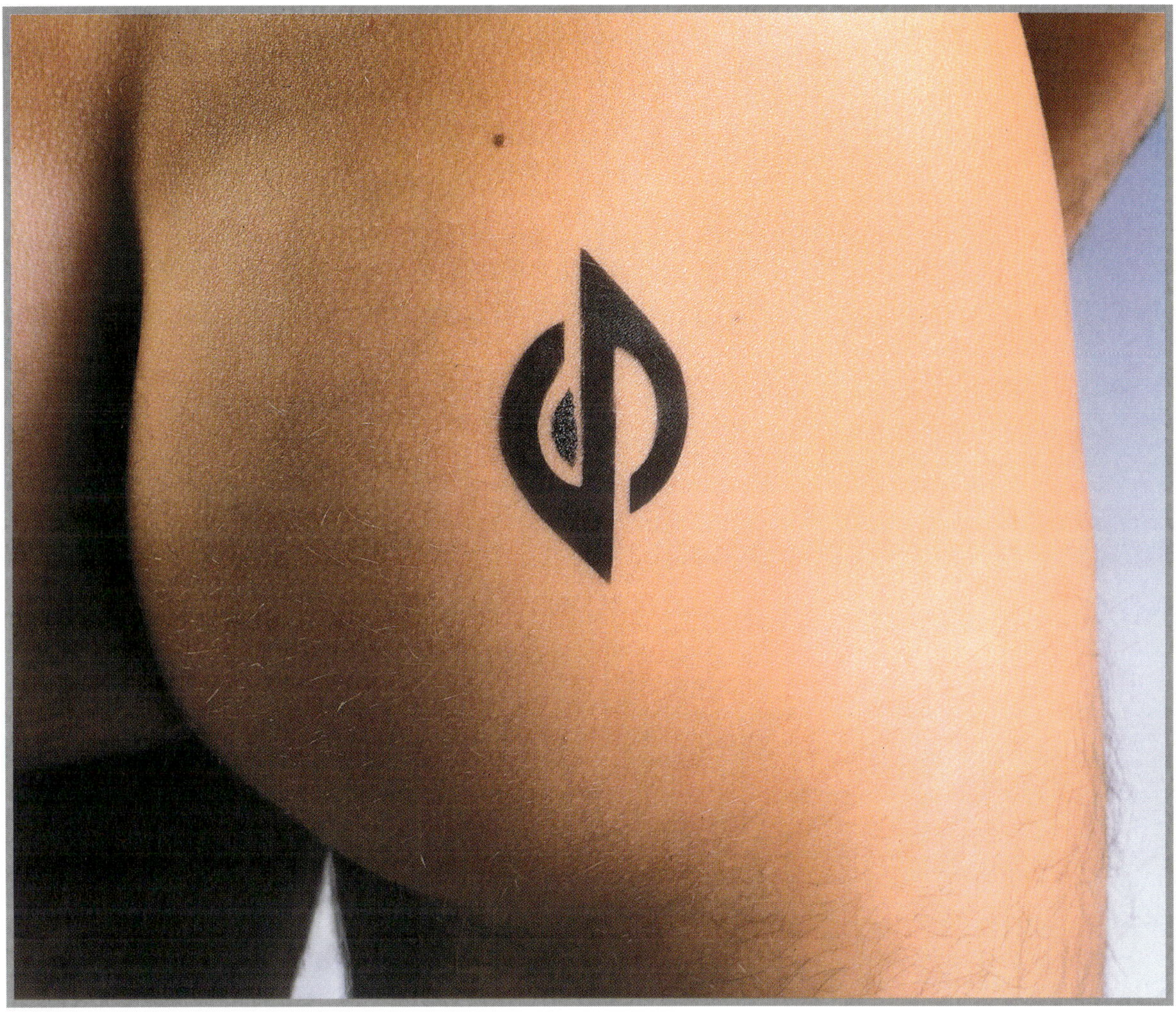

Das Zeichen ist eine kreative Auslegung des ägyptischen Symbols für das Auge, das hier den Po als erotischen Blickfang zusätzlich verschönert.

Mehndis für die Gestaltung der Oberschenkel

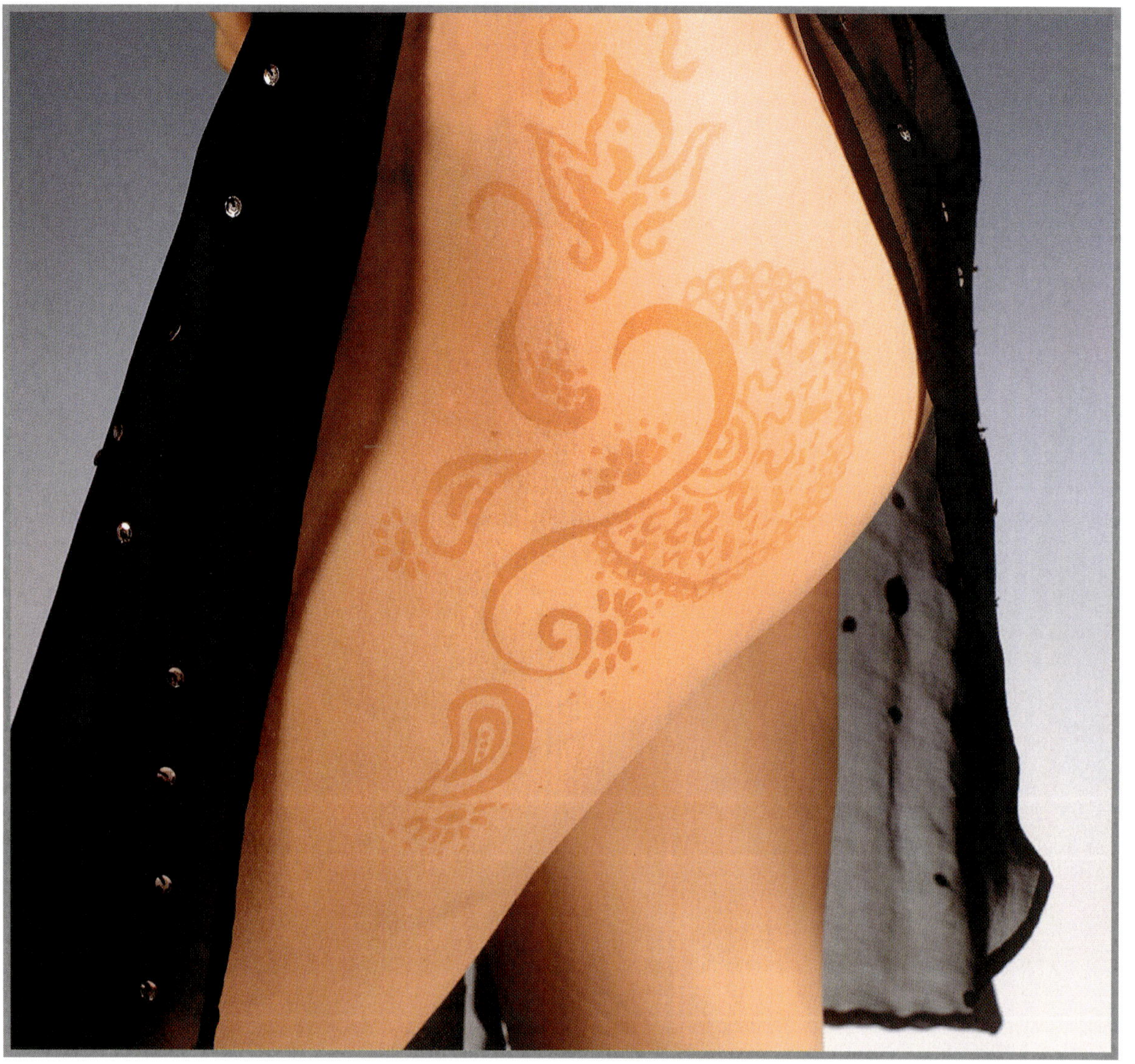

Ein typisches Mehndi-Fantasiemuster, das Blüten- und Blättersymbole zeigt und für Wachsen und Gedeihen, unermüdliches Streben und Erneuerung steht.

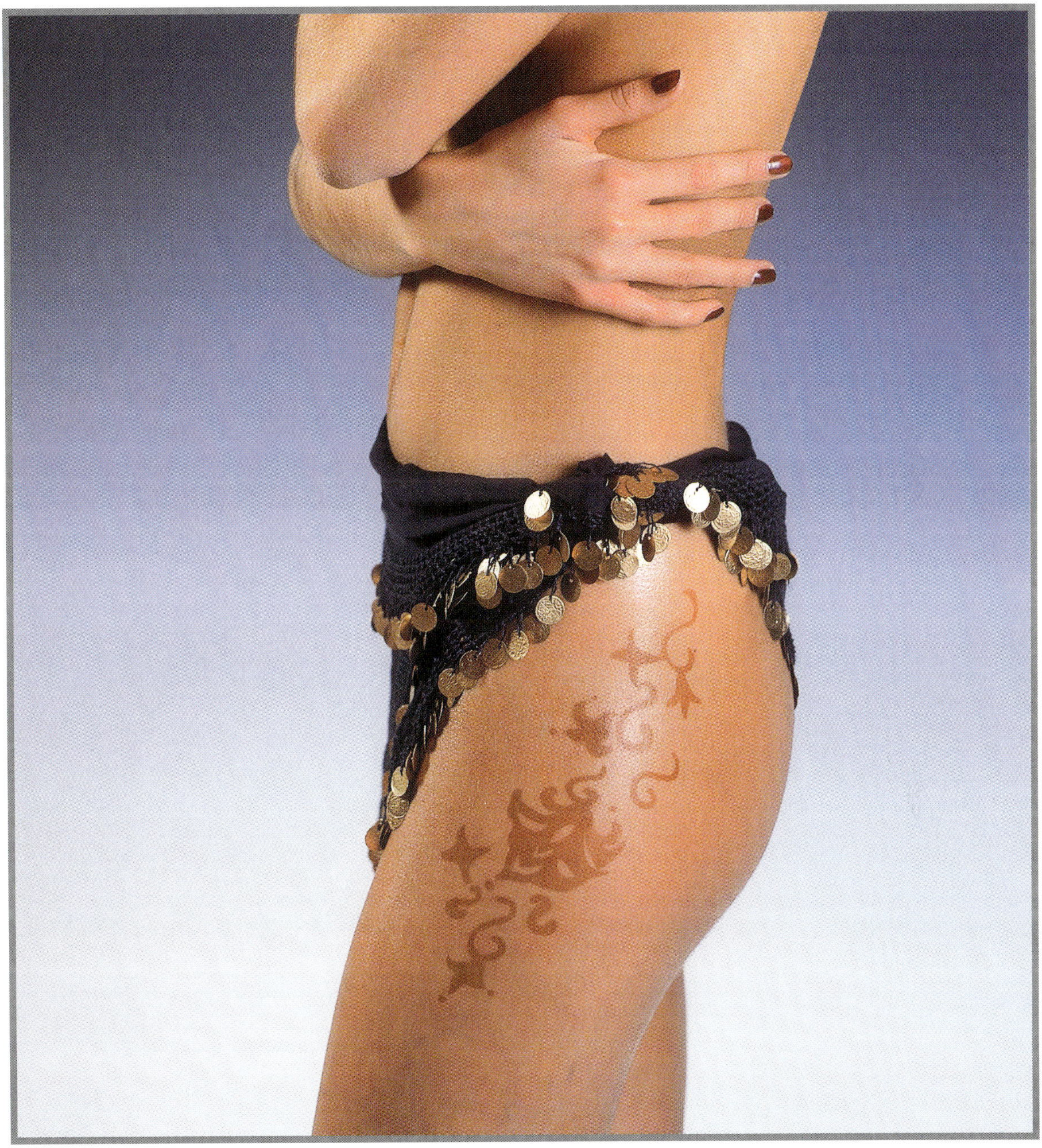

Für diese Malerei wurden keltische mit indischen Zeichen vermischt und kreativ interpretiert. Auch hier findet sich im Zentrum eine abstrakte Lilie.

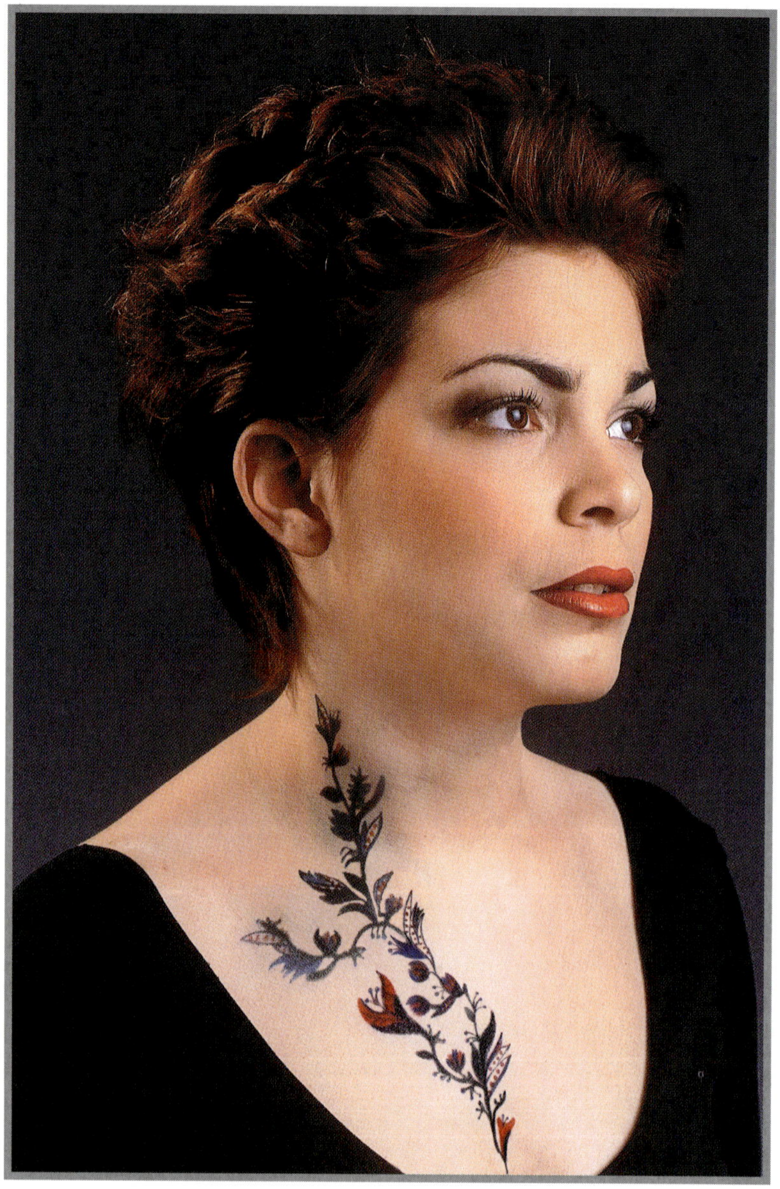

Für diesen ausgefallenen Dekolleté-Schmuck wurden farbige Tattoo-Pencils verwendet, die eine präzise Linienführung für diffizile Strukturen und das flächige, pastellige Verwischen für zarte Farbnuancen ermöglichen. Das bildschöne Tattoo ist abwaschbar und entsprechend „wasserscheu".

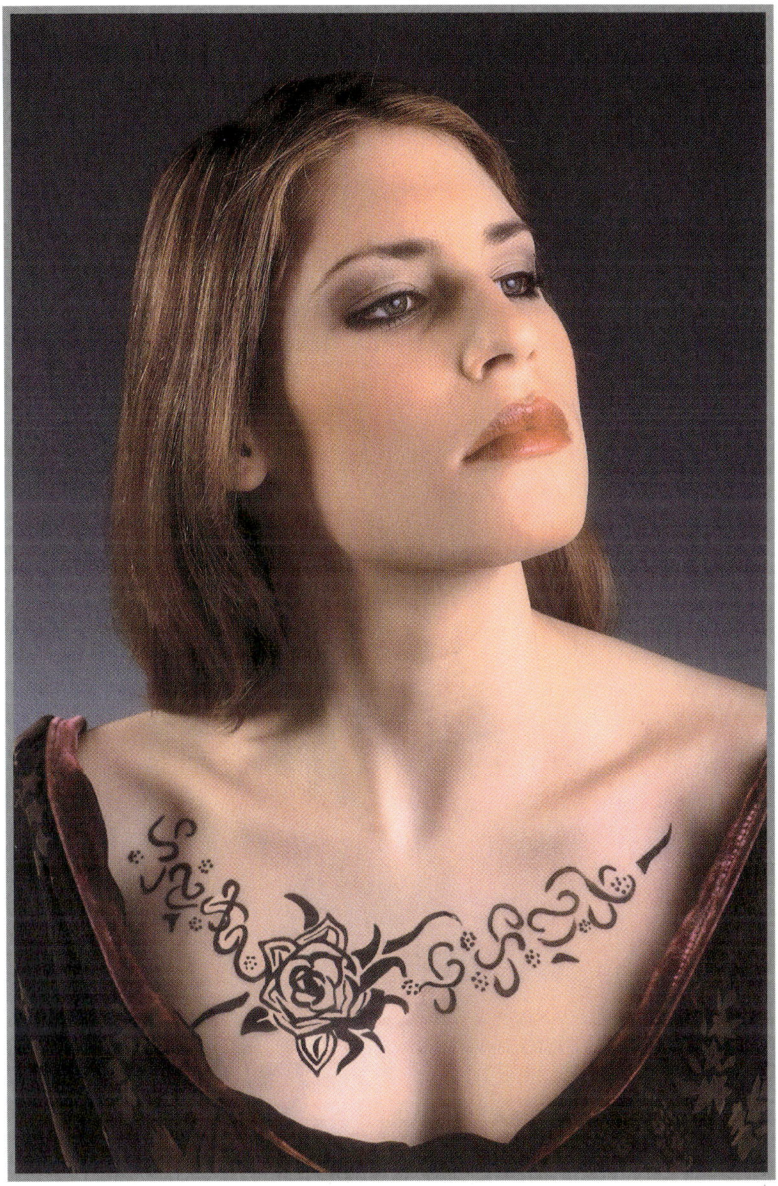

Die Rose ist das Symbol der Liebe und des Vertrauens. Sie wurde hier mit typischen indischen, keltischen und arabischen Zeichen kombiniert.

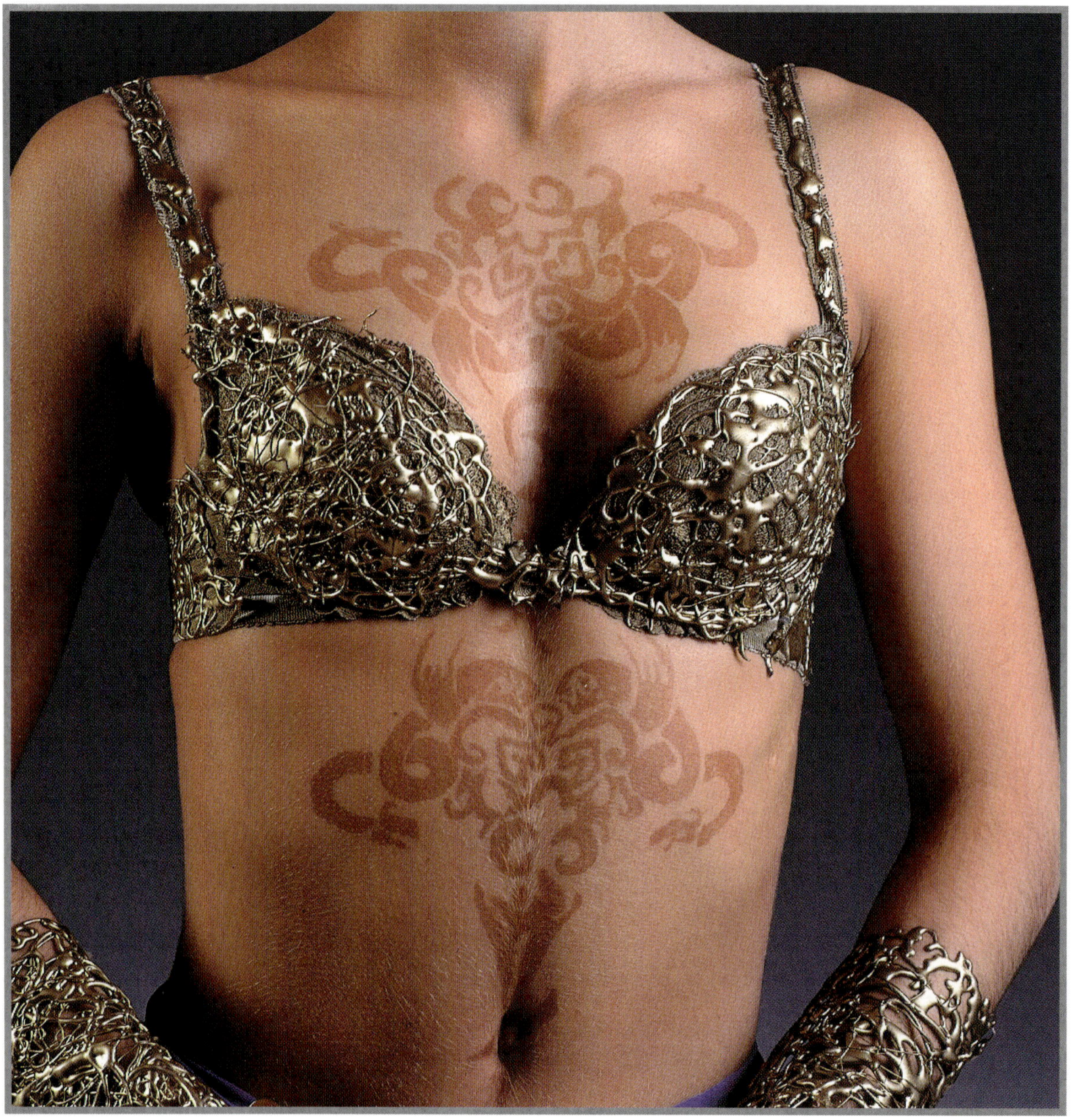

Das äußerst attraktive Motiv ist keltischen Ursprungs. Raffiniert ist hier die Einbindung des Bauchnabels.

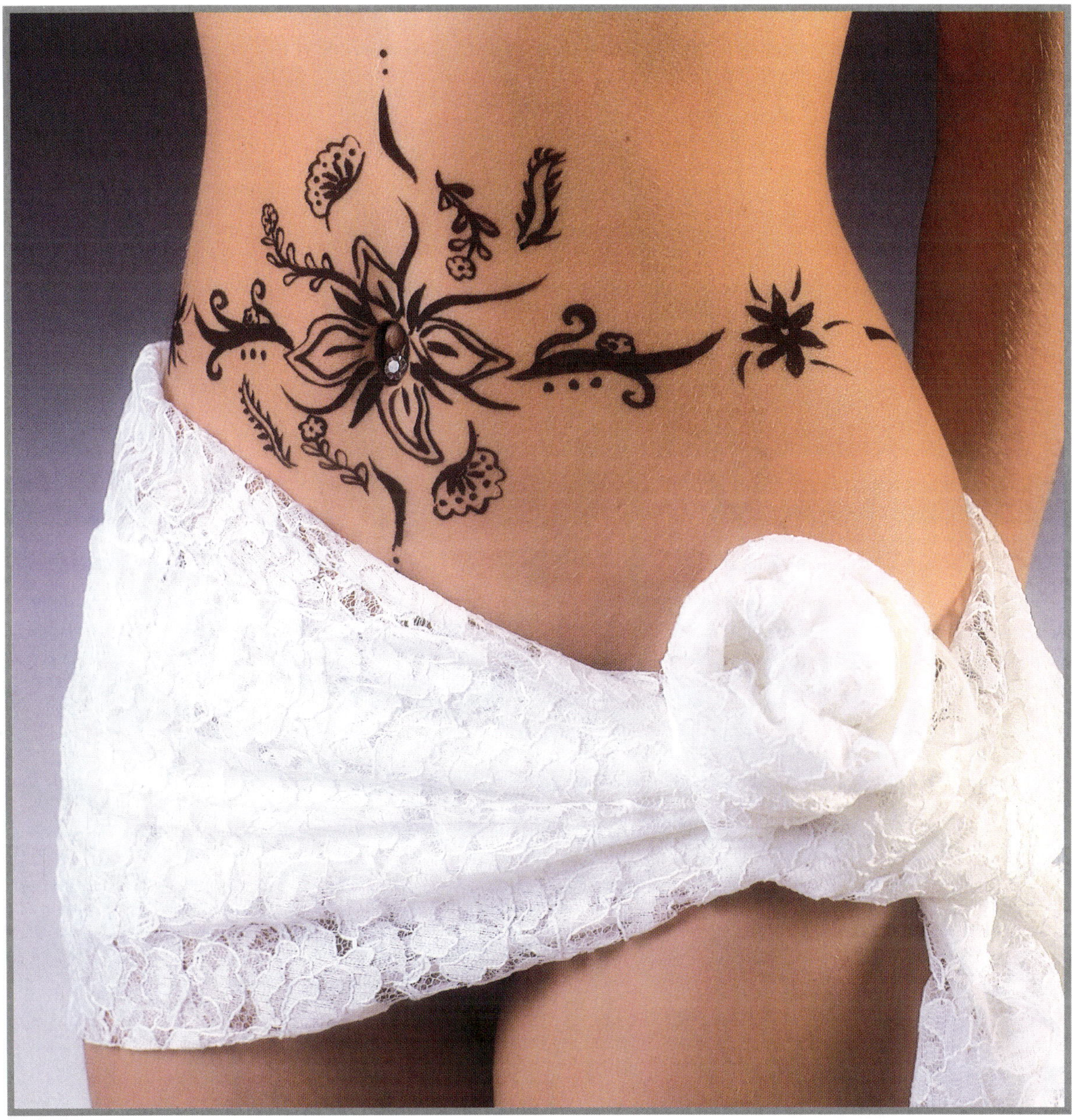

Florales indisches Motiv, bei dem eine Blume den Bauchnabel umrahmt. Hübsch wirkt der zusätzliche Bauchnabelschmuck durch das Einkleben eines Strasssteines, der mit Mastix (hautverträglichem Klebstoff) angebracht wurde.

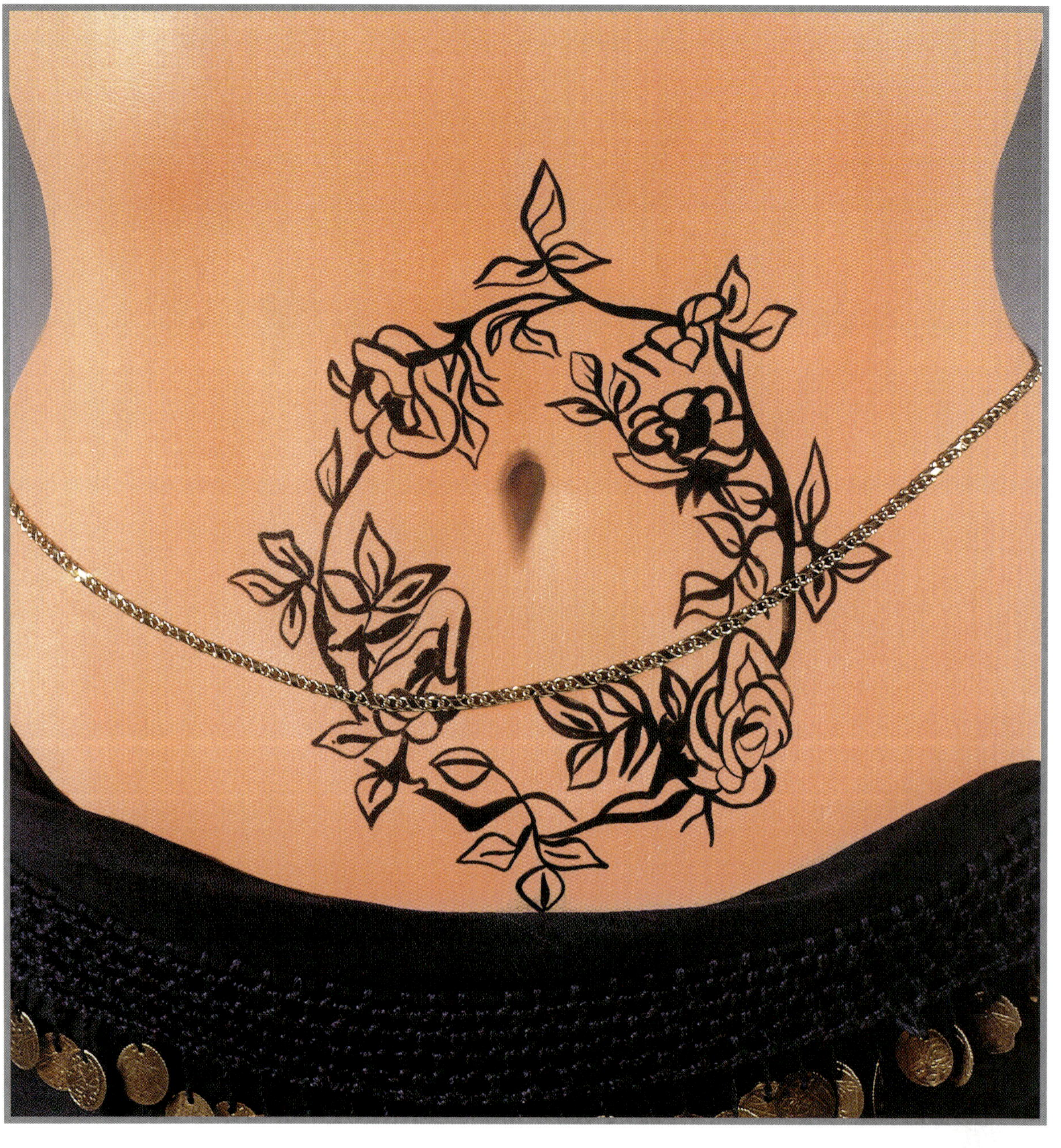

Fantasie-Mehndi, das einen Rosenkranz darstellt. Der Kranz steht für Ruhm, Ehre und Freude; die Rose für Liebe und Vertrauen.

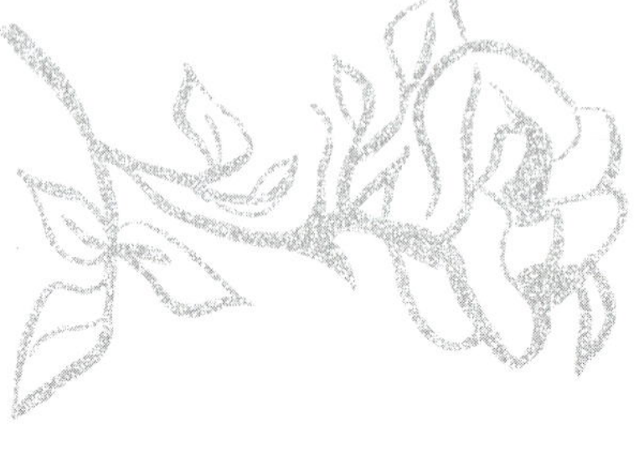

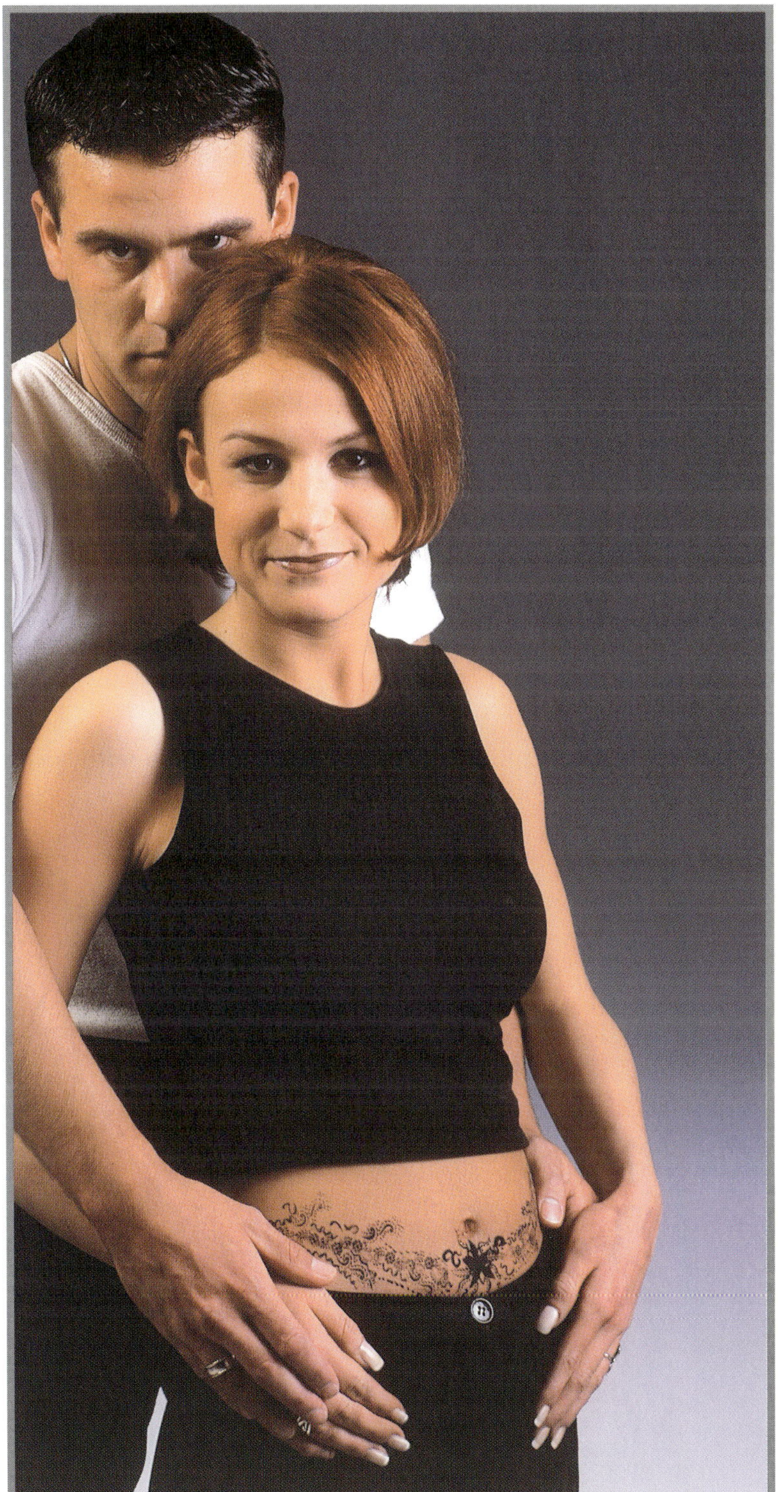

Filigranes florales Muster nach indischem Vorbild mit Konzentration auf den Bauchnabel.

Mehndis für den Oberarm

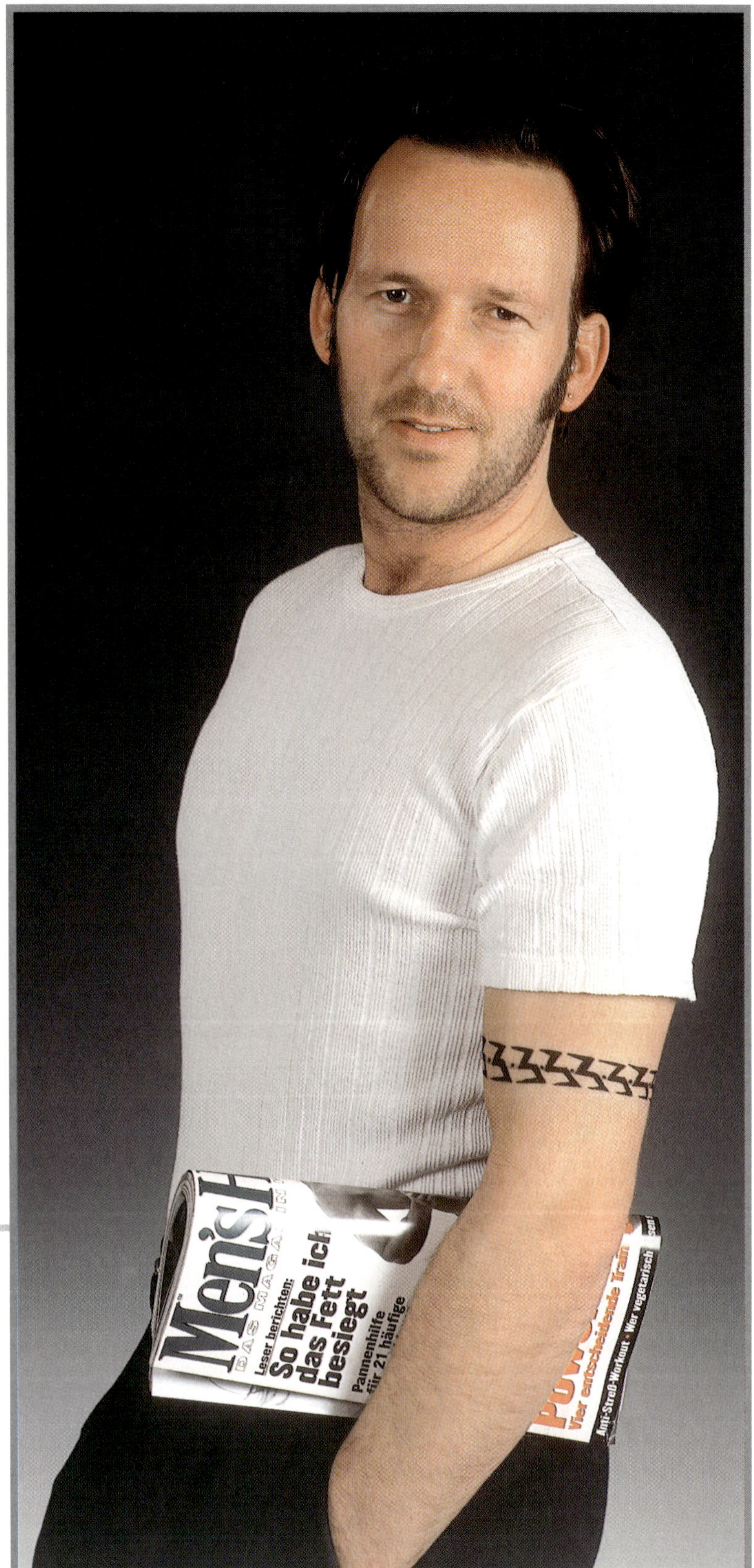

Umlaufendes Armband, das einem indianischen Vorbild nachempfunden wurde.

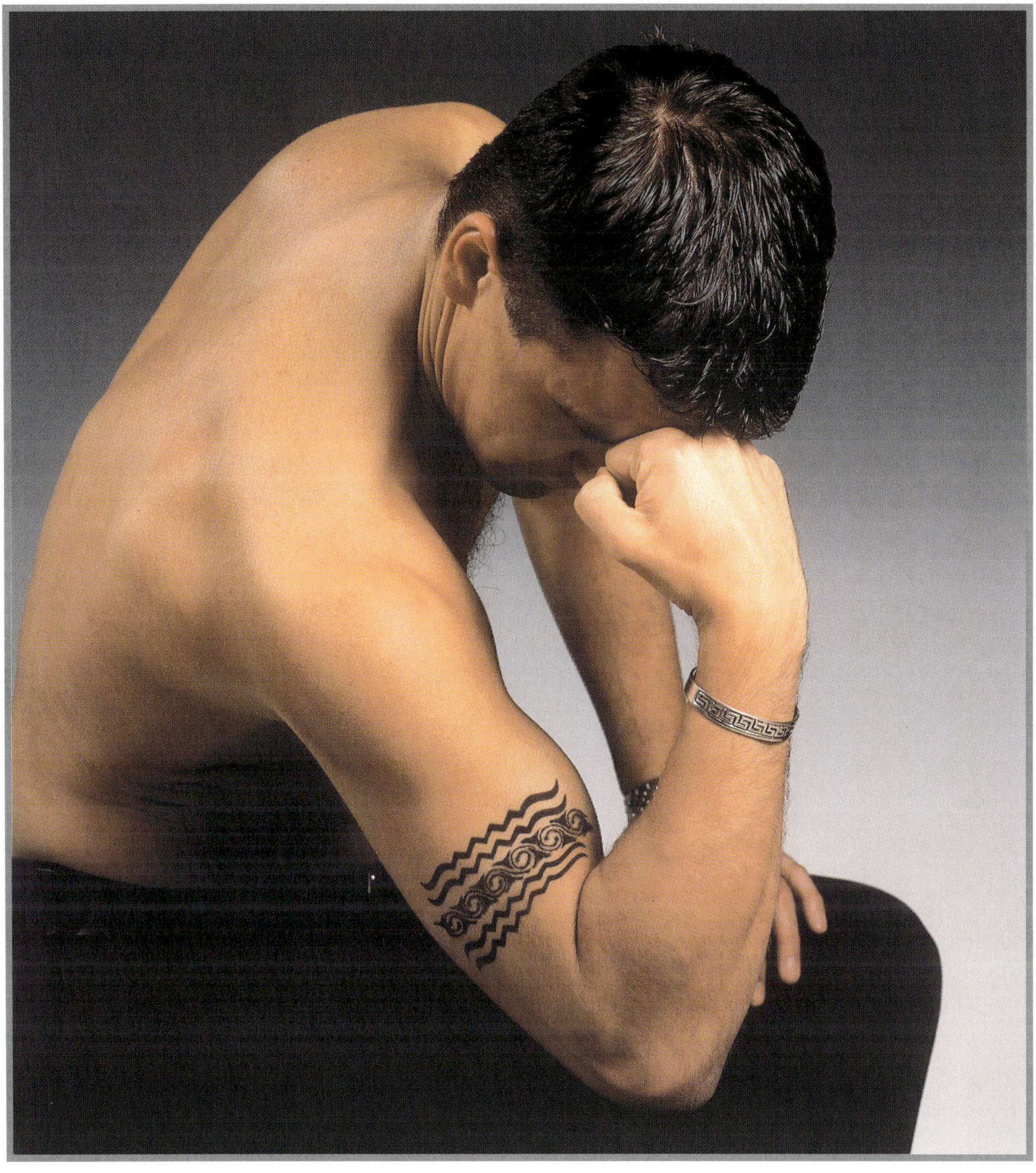

Eine Kombination des astrologischen Symbols für den Wassermann und eines keltischen Flechtmotivs.

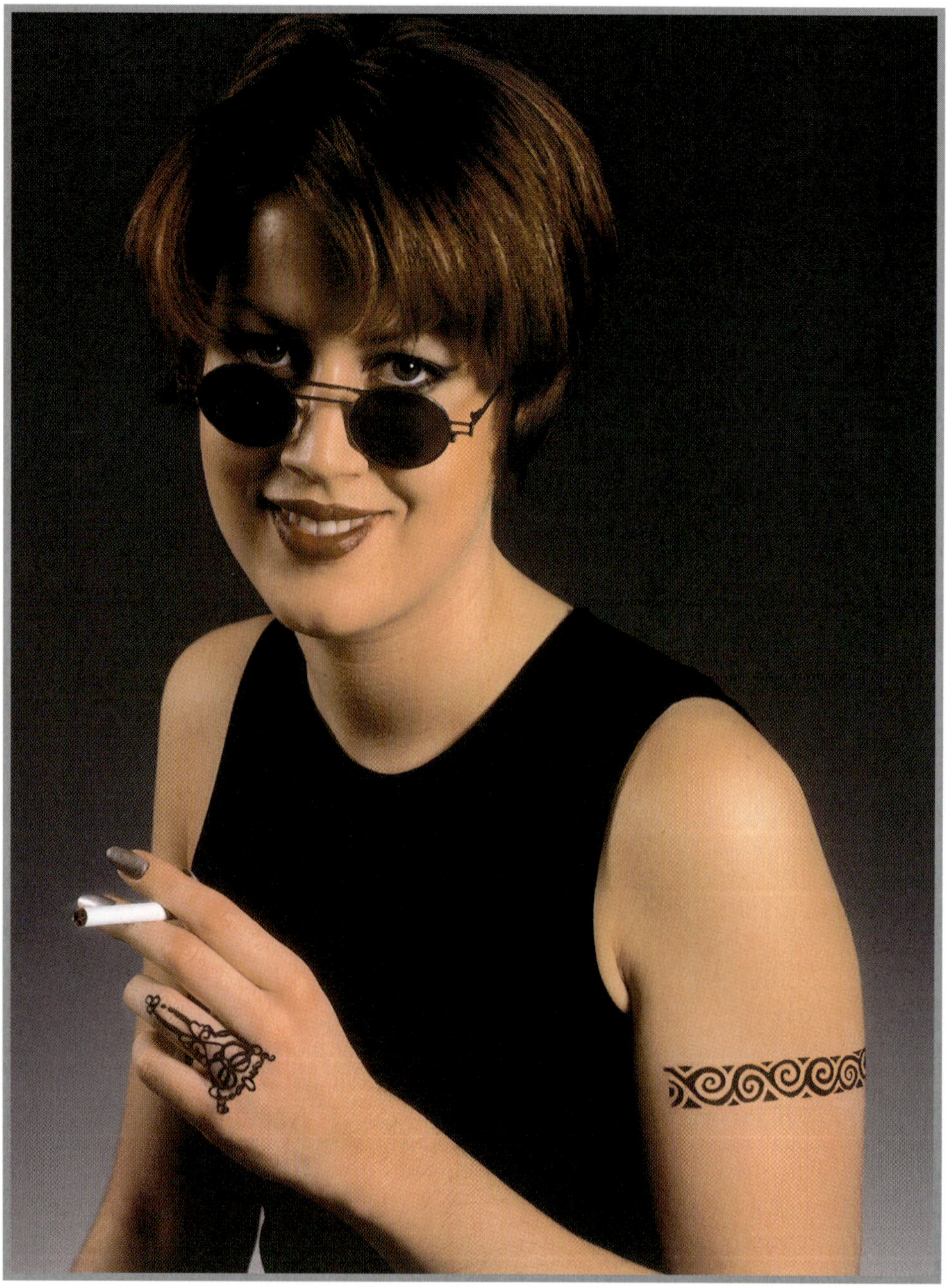

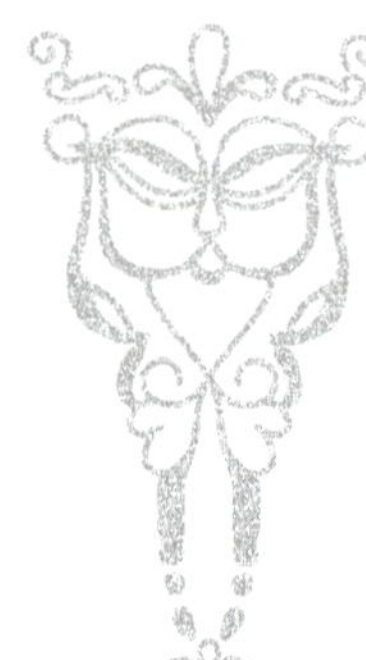

Für den Oberarm wurde hier ein keltisches Flechtmotiv gewählt. Für den Ring wurden keltische und arabische Vorlagen kombiniert.

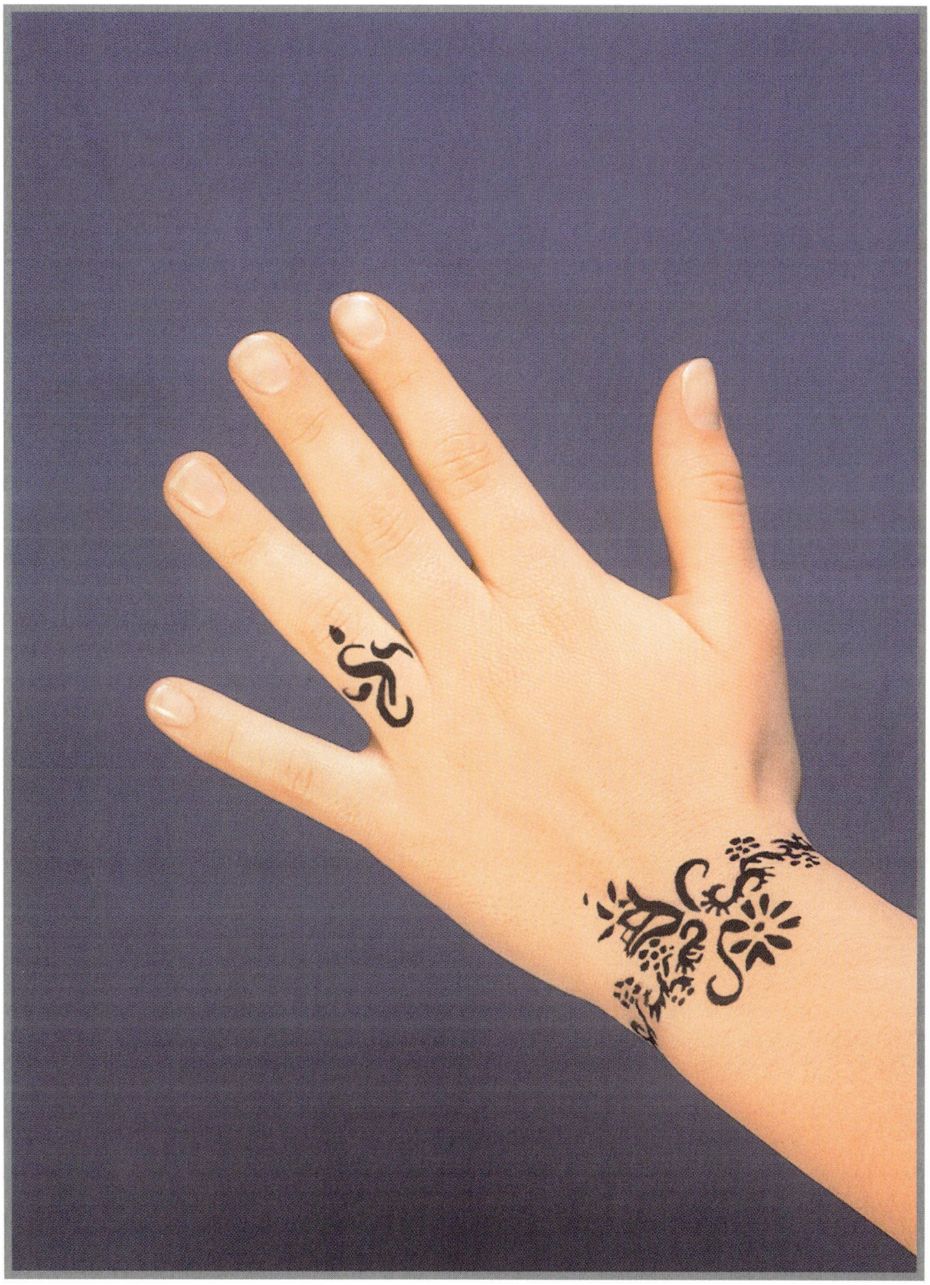

Handgelenk und Ringfinger werden von typischen, klassischen floralen Mehndi-Motiven geschmückt.

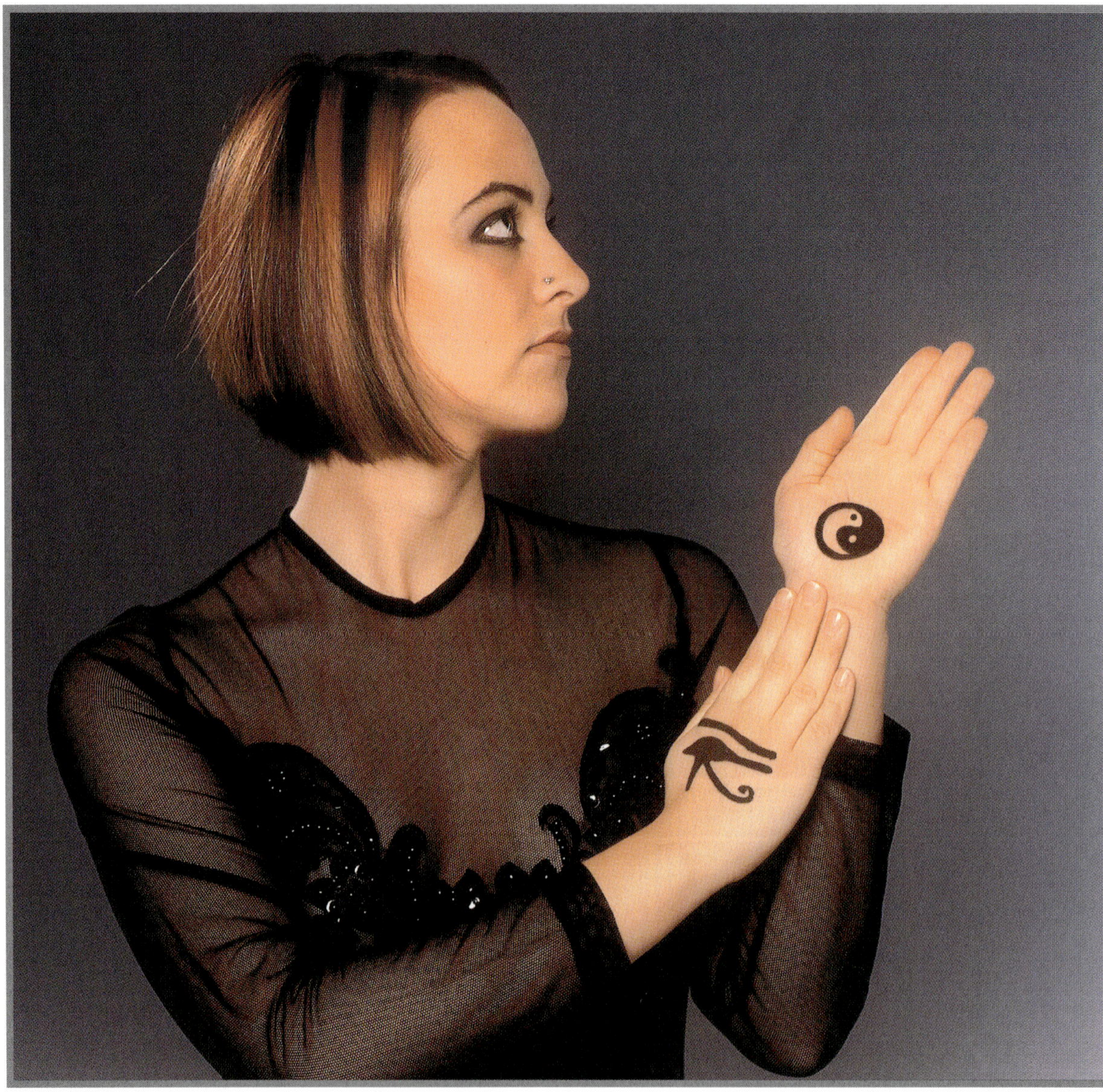

Für den Handrücken wurde das Zeichen des ägyptischen Sonnengottes RA gewählt, für die Handfläche das chinesische Zeichen Yin und Yang, das das Sinnbild für die Verschmelzung der Gegensätze und für harmonischen Gleichklang darstellt.

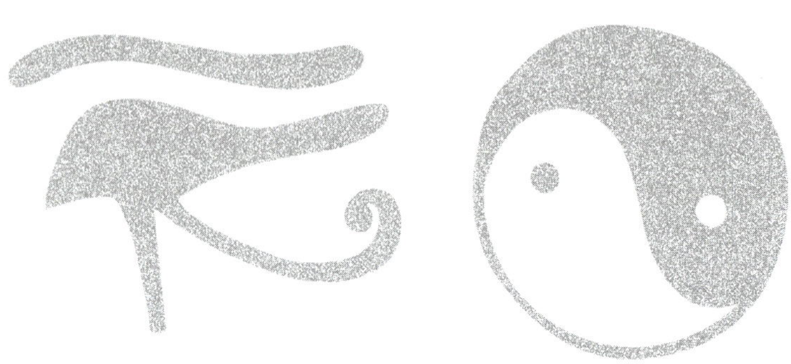

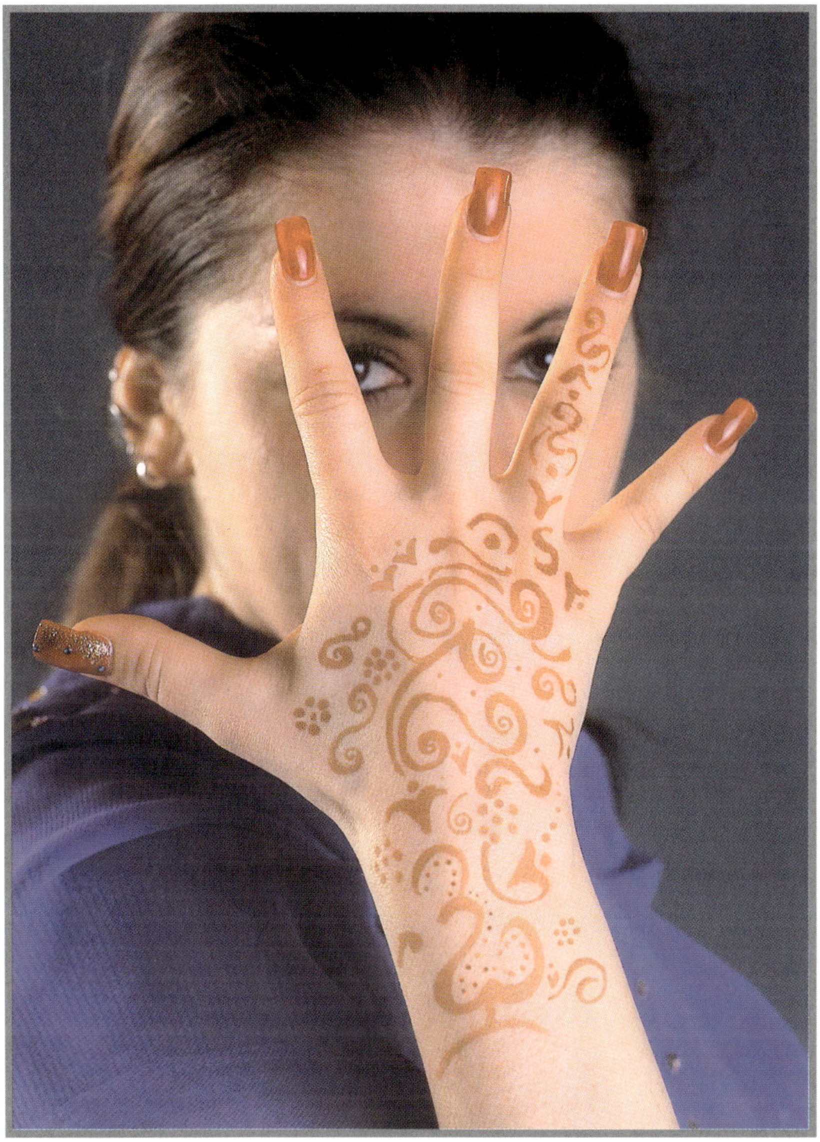

Eine sehr dekorative Kombination aus indischen Zierelementen und der kreativen Interpretation der Zeichen QUEM für Erotik, CHIRON für Reichtum und AUM für Glück.

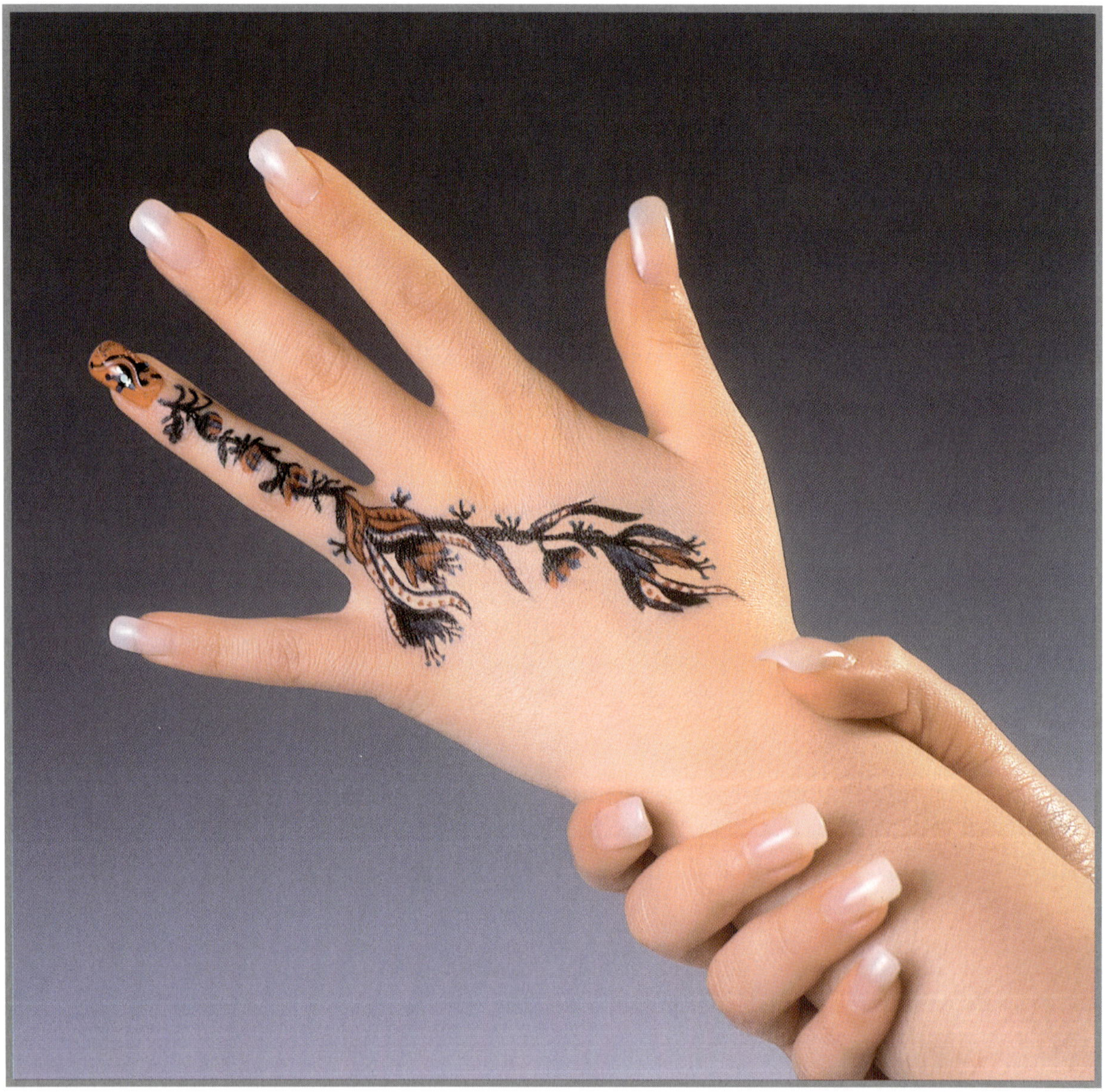

Farbiges Fantasiemotiv nach orientalischem Vorbild, ausgeführt mit speziellen Tattoo-Pencils. Sehr effektvoll ist die Einbeziehung des Fingernagels. Dieser wurde nach dem vollständigen Trocknen der Motivmalerei mit klarem Nagellack überzogen.

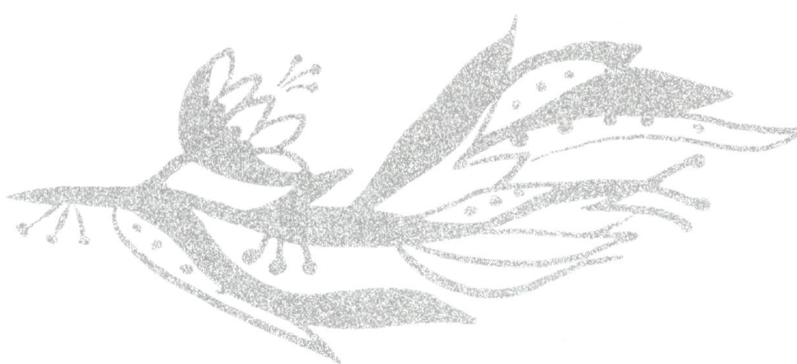

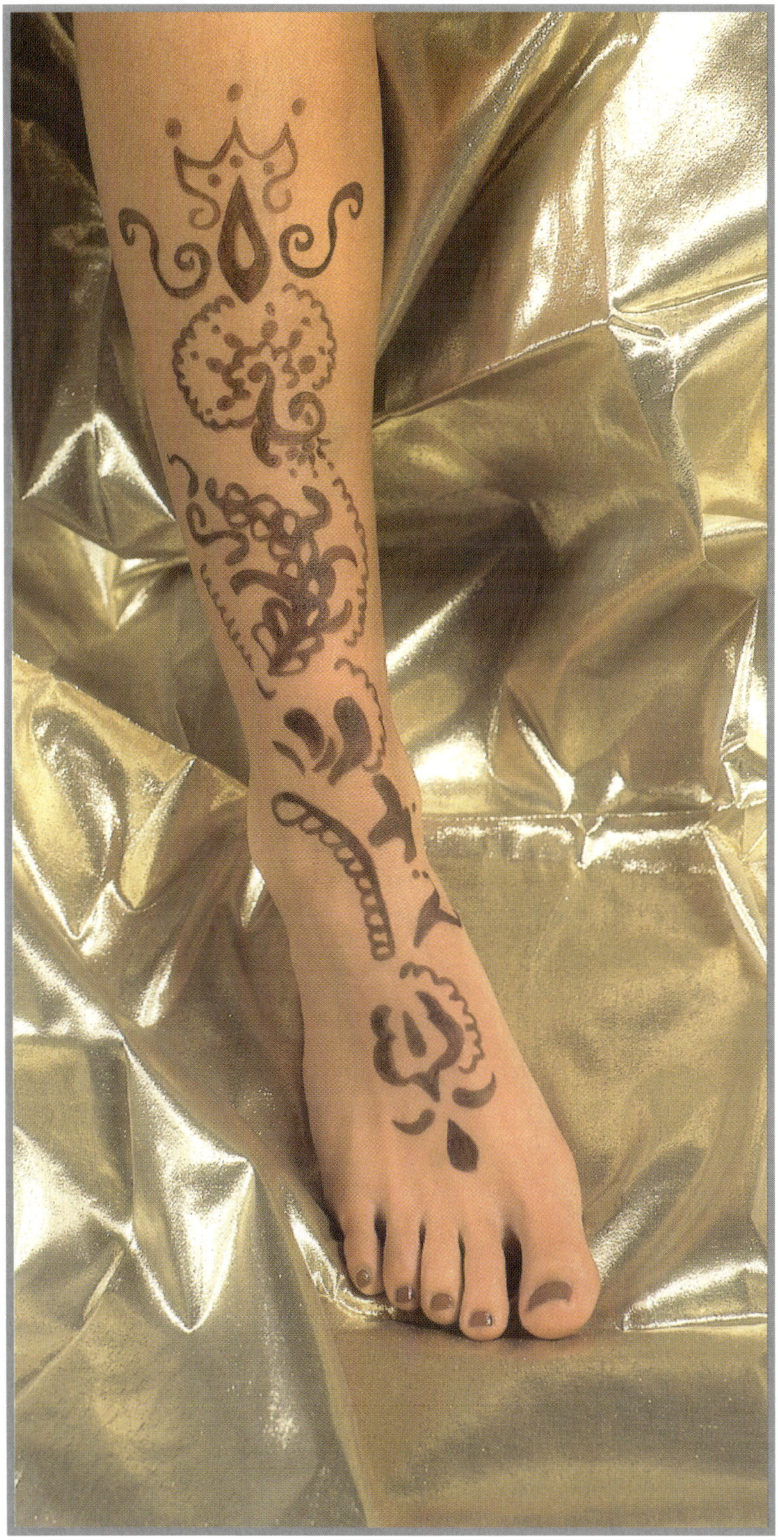

Fantasievolles Schmuckmotiv unter Einbringung indischer Elemente wie den Pfau, der Liebe, Leidenschaft, Glück, Treue, Beständigkeit und Erfüllung symbolisieren soll.

Mehndis für die Füße

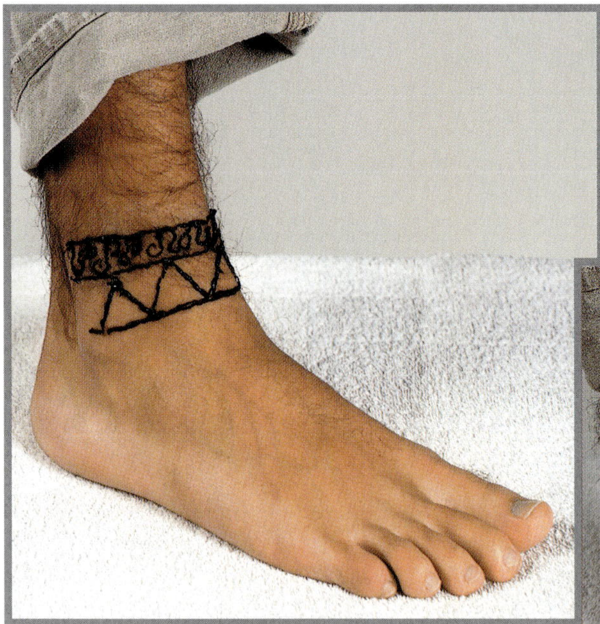

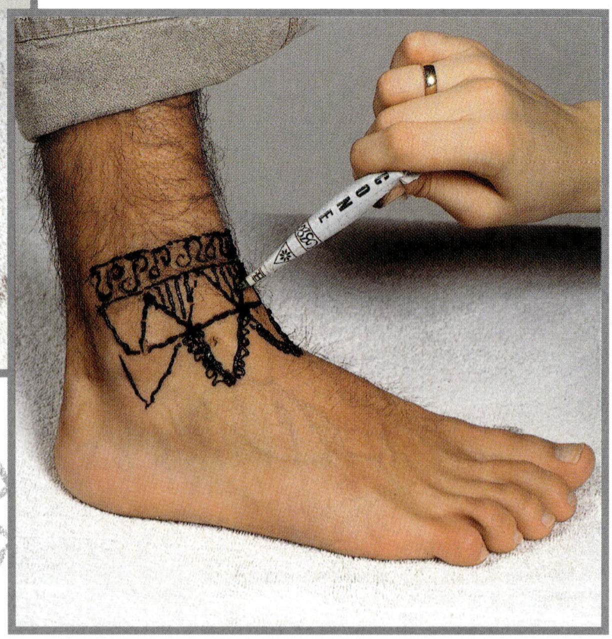

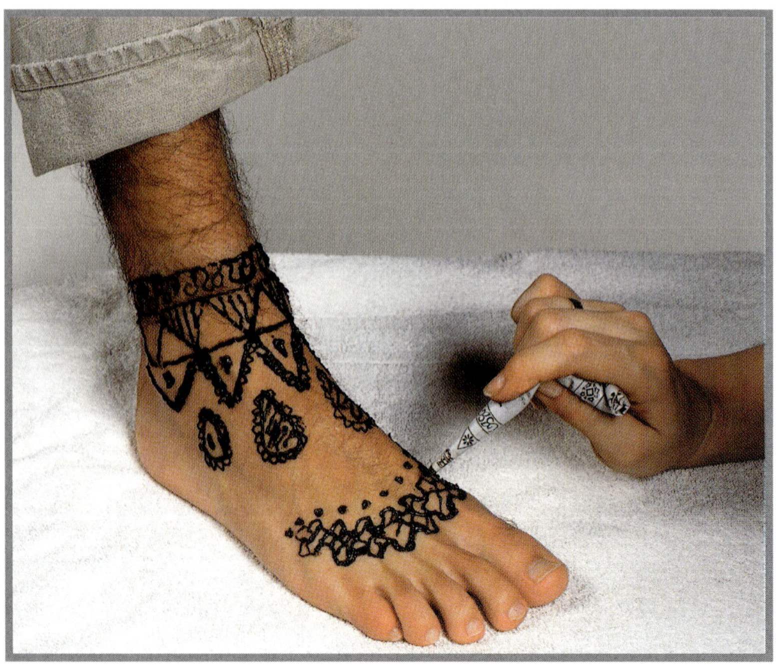

Eine Kombination kleiner indischer Symbole, die überwiegend eine schützende Wirkung haben sollen. Die Paste ist noch auf der Haut, daher wirkt die Malerei so plastisch. Ein Muster, das sich besonders als Freihandzeichnung eignet; benutzen Sie für derart filigrane Motive eine besonders feine Spritztülle.

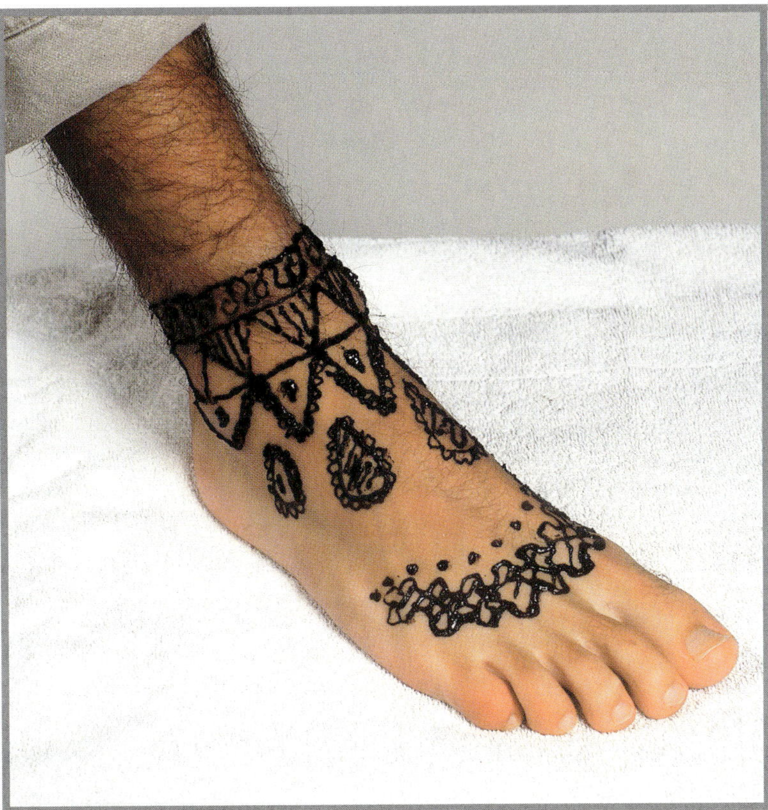

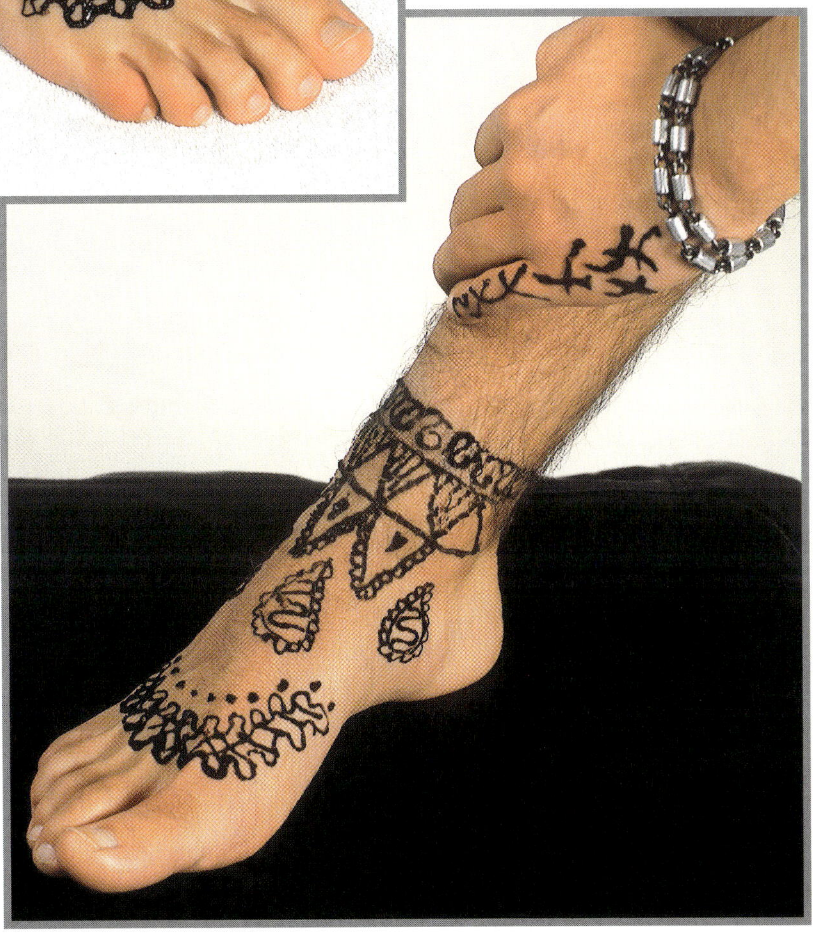

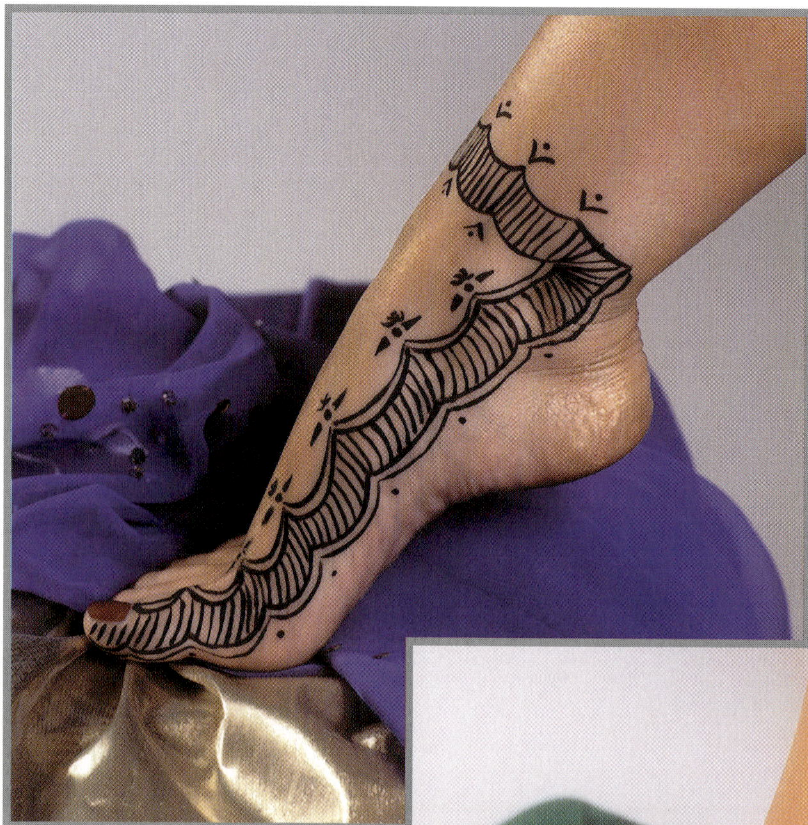

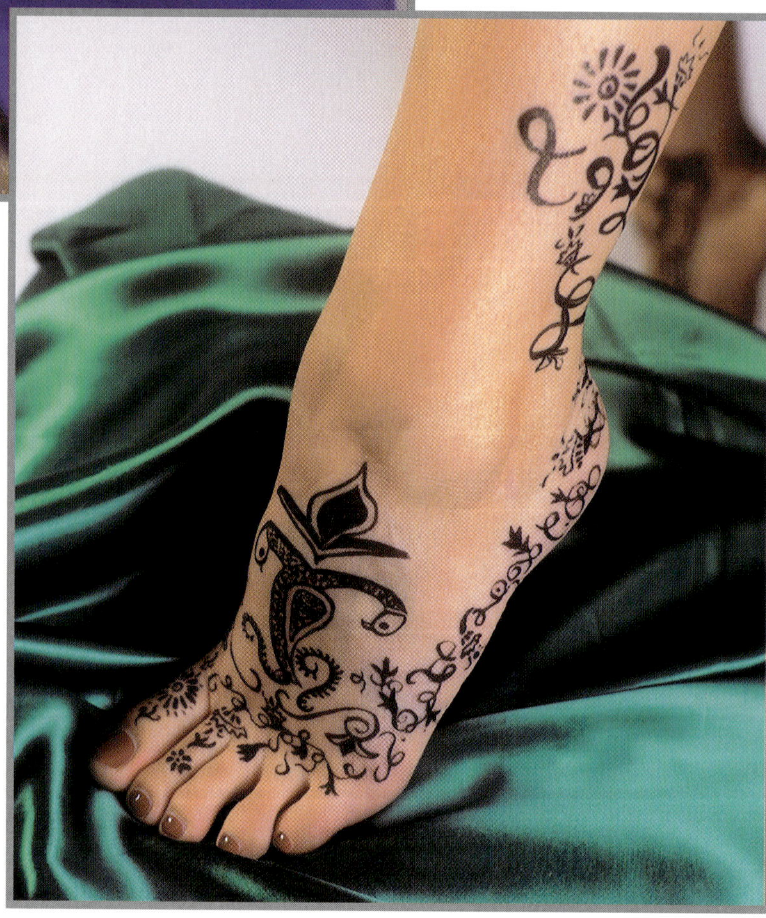

Die Aufnahmen zeigen die Füße von beiden Ansichten. Der rechte Fuß des großen Motivs zeigt eine Vielfalt kleinerer Mehndi-Zeichen, die in der geschickten Kombination eine sehr dekorative Wirkung haben. Integriert ist ein Vogelpaar, das als Mittler zwischen Himmel und Erde gilt und zudem die Ehe symbolisiert. Das stilisierte Herz steht für Lebenskraft. Der linke Fuß wird von einer Arabeske verziert. Die einfachen geraden Linien sollen den Regen als erneuerndes Element symbolisieren.

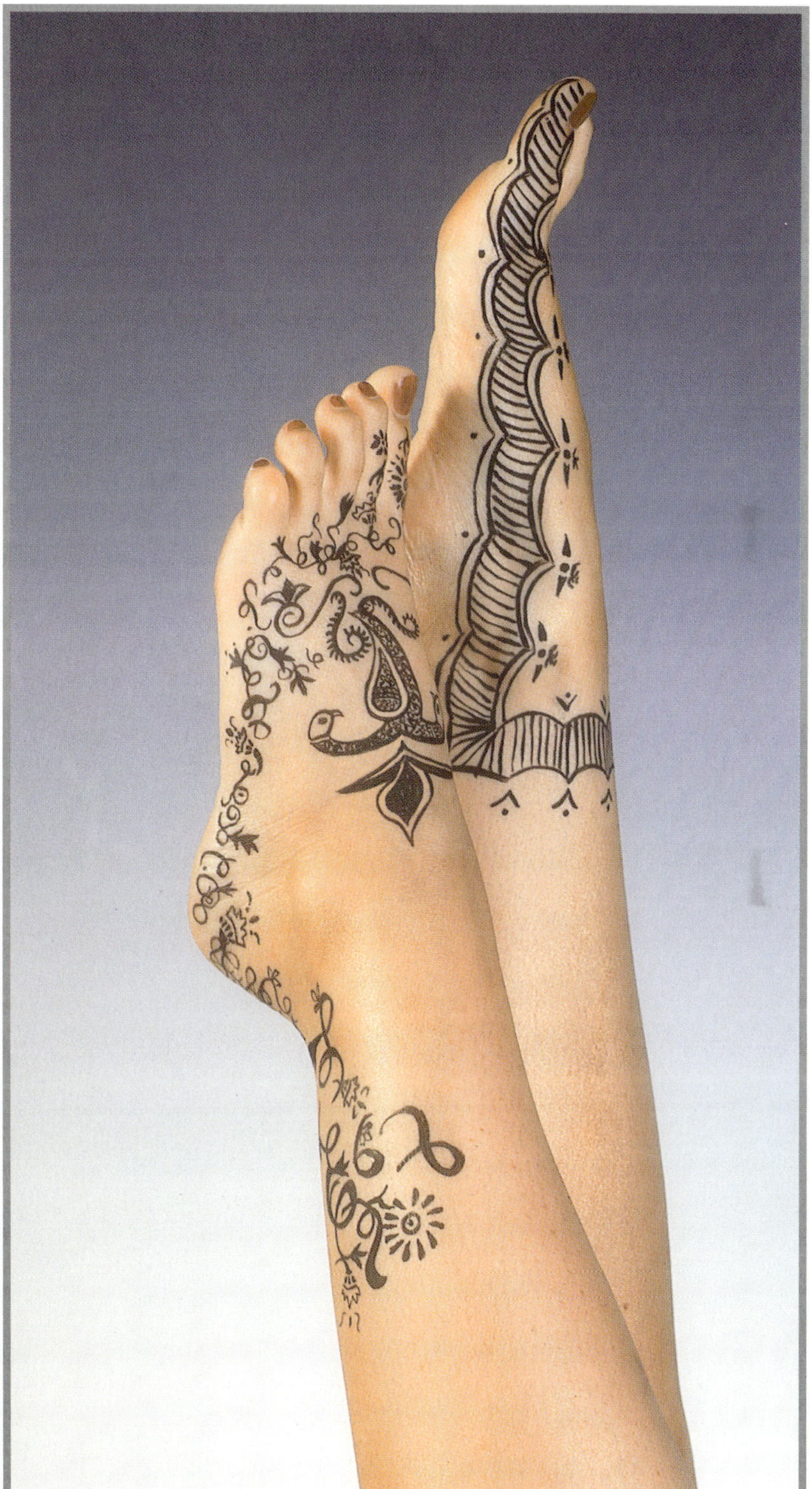

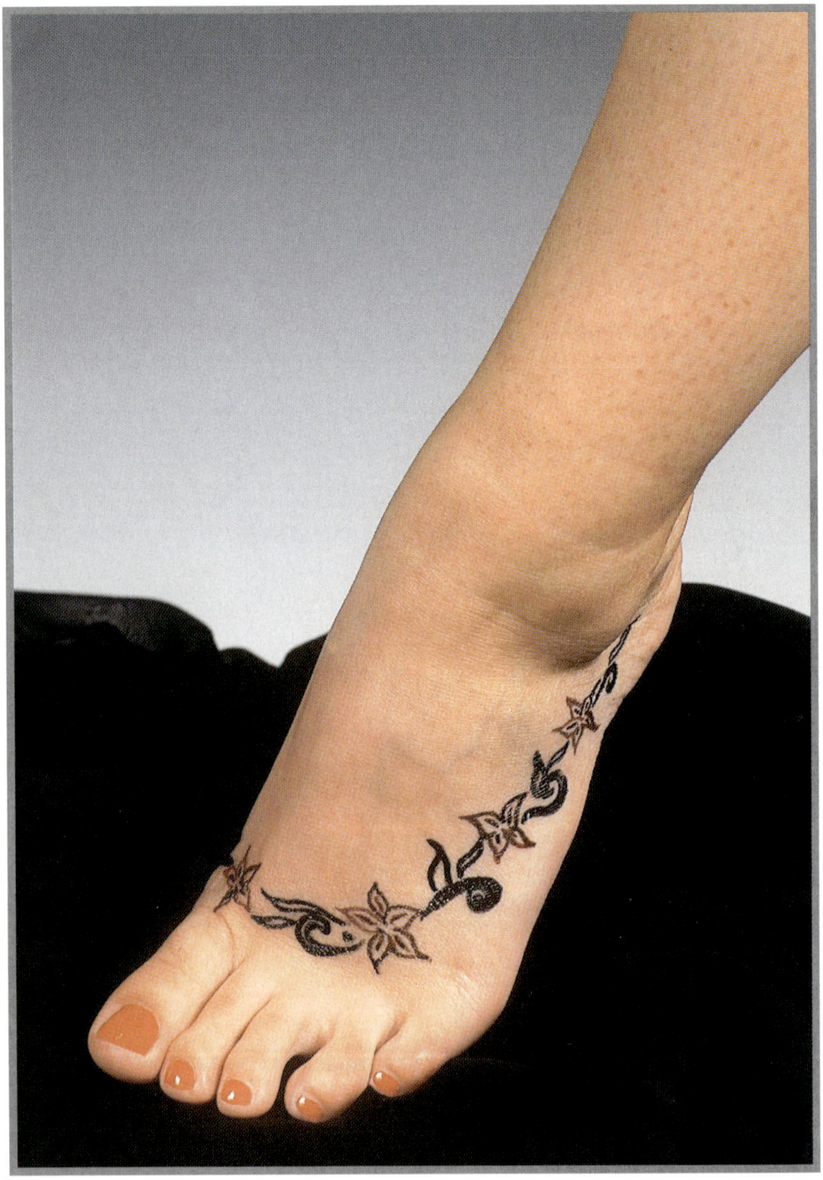

Eine hübsche Blumen-Arabeske, die besonders gut zu tief ausgeschnittenen Schuhen oder Sandalen passt. Sie ist eine Mischung indischer und anderer orientalischer Impressionen.

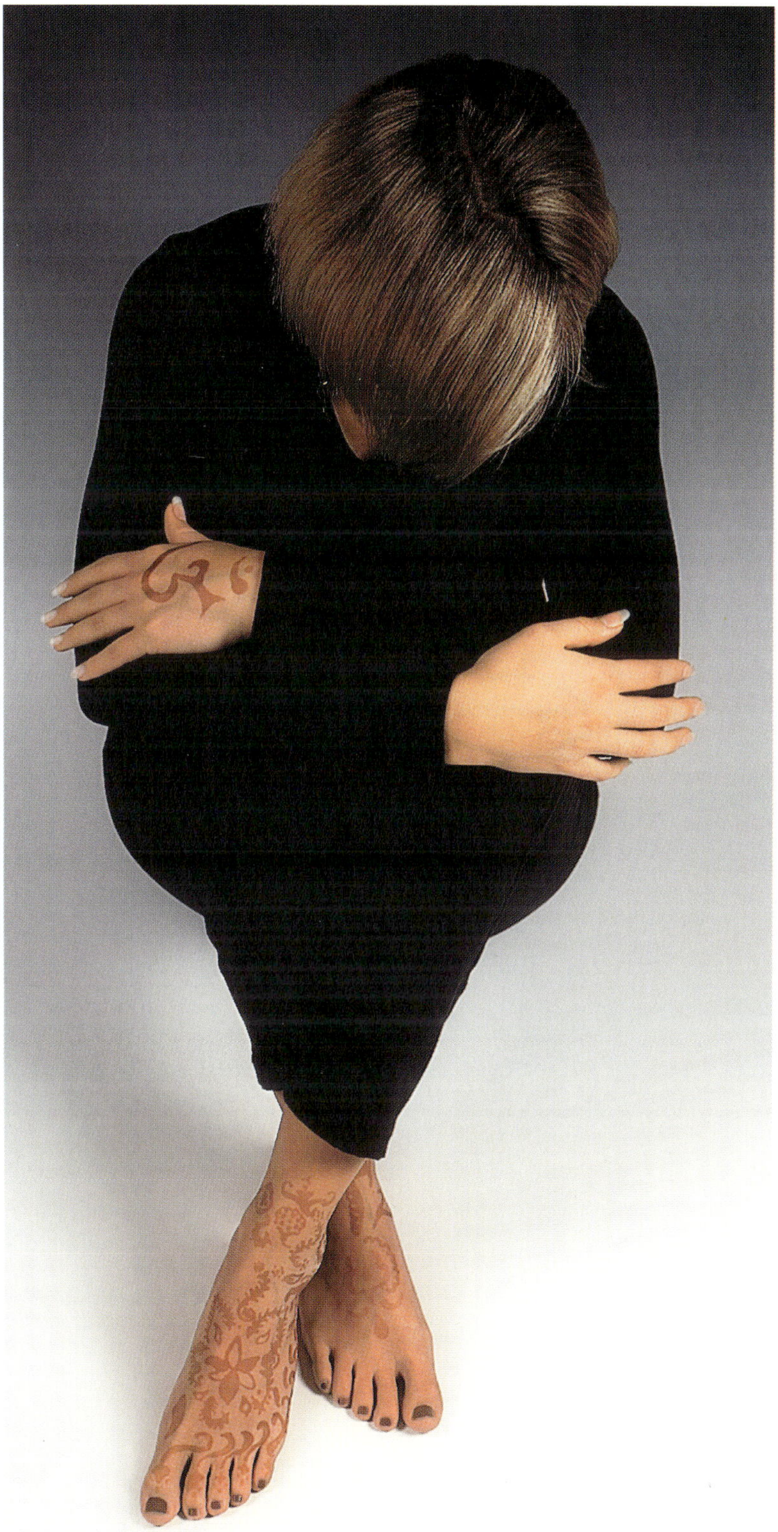

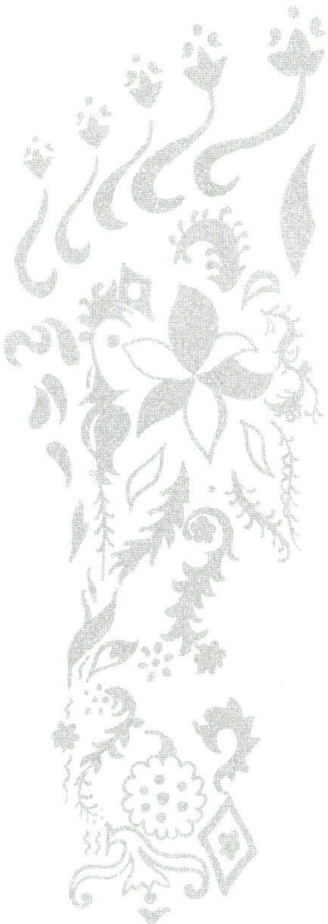

Ein Fantasie-Motiv, das auf indischen Mehndi-Symbolen und Füllmustern basiert. Neben Blumen, die Wachstum und Gedeihen bedeuten, finden sich unter anderem stilisierte Herzen, die die ewige Treue beschwören.

Zur Autorin:
Anne Gräf, Friseurmeisterin und Kosmetikerin, ist Inhaberin eines Beautysalons sowie einer Schönheitsfarm in der Nähe von Frankfurt am Main. Sie ist Landesbeauftragte von Hessen für Kosmetik, gehört dem Modeteam des deutschen Zentralverbandes für Kosmetik an und ist hier mit der Entwicklung neuer modischer Trends betraut. Anne Gräf betreute das deutsche Frisur-Weltmeister-Team 1995 als Visagistin in Washington. Sie arbeitet regelmäßig als Visagistin und Beraterin für Modefirmen und bei Foto-Shootings. Seit über zehn Jahren hält sie Seminare zu den Themen Fitness und Beauty. Ihre Spezialität sind Henna-Tattoos, Bodypainting und Permanent-Make-up, das sie als eine der ersten Visagistinnen in Deutschland einführte. Das Buch enstand unter Mitarbeit von Ingo Gräf, deutscher Vizemeister in Kosmetik 1999.

Die Deutsche Bibliothek - CIP-Einheitsaufnahme

Mehndis : exotische Henna-Tattoos / Anne Gräf. - Berlin : Urania-Ravensburger, 1999
ISBN 3-332- 01046-8

Fotos: Udo Heisinger, Niederaula;
Seiten 6-9: Silvestris Fotoservice, Kastl
Modelle Damen: Vanessa Bauer, Nicole Dehnhardt, Tanja Frank, Izida Grbesic, Simone Haak, Kathrin Hahn, Sandra Heck, Nadja Löwedey, Sandra Oehlenberg, Francesca Saglimbeni, Deborah Vukovic
Modelle Herren: Markus Balthasar, Thorsten Fenchel, Ingo Gräf, Patrick Klees, Florian Klein
Maske: Anne Gräf, Ingo Gräf, Andrea Schäfer
Text, Redaktion und Fotostyling:
Komma Redaktionsbüro Gabriele Jockel, Karben
Konzeption und Produktion: Jockel & Partner Verlagsagentur, Karben
Layout und digitale Bildbearbeitung: Natalia Kireeva
Umschlaggestaltung: Behrend & Buchholz, Hamburg
Druck: Himmer, Augsburg
Printed in Germany
Gedruckt auf alterungsbeständigem Papier mit chlorfrei gebleichtem Zellstoff.

Die Schreibweise entspricht den Regeln der neuen Rechtschreibung.

6 5 4 3 2 1 02 01 99